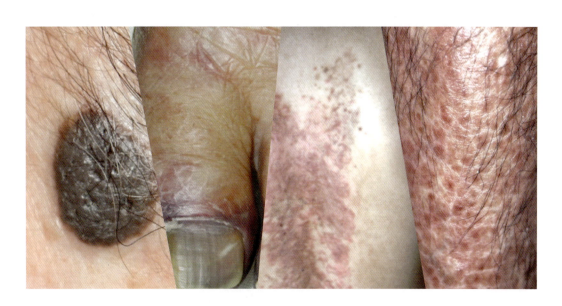

皮膚科＋フォトクリニックシリーズ

他科医から訊かれる この皮膚病はなに？

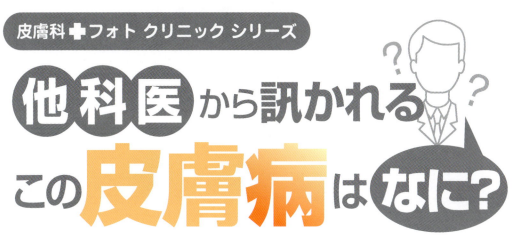

編集：宮地良樹　京都大学名誉教授

メディカルレビュー社

序文

　皮膚科フォトクリニックシリーズ第三弾をお届けします．これまでの皮膚科フォトクリニックシリーズでは「皮膚で見つける全身疾患」「誤診されている皮膚疾患」と皮膚科専門医を対象として，「一枚の写真で学ぶ臨床皮膚科学」を企図してきましたが，本書では，皮膚科診療に携わるすべての臨床医の先生方が日常的に遭遇する皮膚疾患を，「一発診断できる皮膚腫瘍」「どうも典型例ではないみたい」「知っておくと鼻高々」の3つのジャンルに分類して，ビジュアルな写真を中心に簡潔かつ実践的なフォトクリニックを目指しました．「皮膚疾患」ではなく「皮膚病」というタイトルにしたのも，皮膚を診るすべての臨床医が実地診療で診断と治療に当たるという趣旨で親しみを込めて名付けたからです．

　非専門医の先生方には，「よく見るけどこれはなんという皮膚病なの？どこに目をつければいいの？」「いつも診ている典型例となんか違って紛らわしいけど別の皮膚病なの？」とよく訊かれますが，そんな質問に専門医の立場から「とっておきの」写真を提示してお答えいただきました．専門医の先生方にとってもその質問に答えられるようになることでより明快な知識の整理につながると思います．また，「知っておくと鼻高々～知っていそうで知らない皮膚病」では専門医でもすぐに病名が出てこないようなディープな，しかし，患者さんからも「これなんという皮膚病ですか？」としばしば訊かれる皮膚病を厳選して解説いただきました．患者さんが密かに悩んでいるけれども誰も教えてくれなかった皮膚病を即座に説明できることで，皮膚科専門医としての評価が高まること請け合いです．ゲラを読んでいて，まさに「目から鱗」の内容で，編集者の私自身が期待していた通りの充実した内容になりました．

　写真が多く文章が簡潔な箇条書きですので，一気に読めると思います．「この本に目を通しているのといないのとでは皮膚病診療の質に大きな差が出る」といわれるようなフォトクリニックを目指しましたので，先生方の日々の診療のお役に立てば編集者としてとてもうれしく思います．

　　　新緑の京都にて

　　　　　　　　　　　　　　　　　　　　　　　　　　　　　　　　宮地良樹

皮膚科＋フォト クリニック シリーズ
他科医から訊かれる
この皮膚病はなに？
CONTENTS

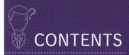

CONTENTS

第1章 よく目にする皮膚腫瘍，でも，これなに？

01 脂漏性角化症（老人性いぼ） ———— 14
宮地良樹

02 粉瘤（表皮嚢腫） ———— 15
遠藤雄一郎

03 老人性血管腫 ———— 16
遠藤雄一郎

04 眼瞼黄色腫 ———— 17
遠藤雄一郎

05 老人性脂腺増殖症 -1 ———— 18
遠藤雄一郎

06 稗粒腫 ———— 19
柴田真一

07 スキンタッグ ———— 20
柴田真一

08 指趾・口粘膜粘液嚢腫 ———— 21
柴田真一

09 老人性脂腺増殖症 -2 ———— 22
柴田真一

10 軟性線維腫 ———— 23
岡田悦子

11 皮膚線維腫 ———— 24
岡田悦子

12 ガングリオン ———— 25
岡田悦子

13 脂肪腫 ———— 26
岡田悦子

14 光線角化症（日光角化症） ———— 27
竹之内辰也

CONTENTS

第1章 よく目にする皮膚腫瘍，でも，これなに？

15 ボーエン病 ——— 28
竹之内辰也

16 基底細胞癌 ——— 29
竹之内辰也

17 乳房外パジェット病 ——— 30
竹之内辰也

18 伝染性軟属腫（みずいぼ） ——— 31
石地尚興

19 扁平疣贅 ——— 32
石地尚興

20 尖圭コンジローマ ——— 33
石地尚興

第2章 紛らわしい皮膚病〜どうも典型例ではないみたい…

01 ニキビに見えるけどなんか違う ——— 36
宮地良樹

02 老人性紫斑とどこか違う ——— 42
神人正寿

03 どうもホクロではないみたい… ——— 47
宮地秀明／外川八英

04 どうも水虫ではないみたい… ——— 52
常深祐一郎

05 熱傷でもないのに水疱が… ——— 58
野間直樹／鶴田大輔

06 シミを区別する ——— 64
葛西健一郎

07 脱毛をどう区別する ——— 72
中村元信

CONTENTS

第2章 紛らわしい皮膚病～どうも典型例ではないみたい…

08 みんな白なまず？ — 76
谷岡未樹

09 みんなタコ？ — 82
立花隆夫

第3章 知っておくと鼻高々～知っていそうで知らない皮膚病

01 Coccygeal pad — 90
田村敦志

02 頭部乳頭状皮膚炎 — 91
田村敦志

03 副乳 — 92
田村敦志

04 真珠様陰茎小丘疹 — 93
田村敦志

05 フォアダイス状態 — 94
田村敦志

06 大理石様皮斑 — 95
田村敦志

07 黒色表皮腫 — 96
田村敦志

08 色素性痒疹 — 97
宮地良樹

09 毛孔性苔癬・顔面毛包性紅斑黒皮症 — 98
宮地良樹

10 項部菱形皮膚 — 99
宮地良樹

11 丘疹紅皮症 — 100
宮地良樹

CONTENTS

第3章 知っておくと鼻高々～知っていそうで知らない皮膚病

12 陰部軟属腫 ——— 101
宮地良樹

13 IVR(interventional radiology)による放射線皮膚障害 ——— 102
宮地良樹

14 コレステリン塞栓症 ——— 103
宮地良樹

15 チャドクガ皮膚炎 ——— 104
夏秋 優

16 マダニ刺症 ——— 105
夏秋 優

17 ケジラミ症 ——— 106
夏秋 優

18 疥癬 ——— 107
夏秋 優

19 皮膚伸展線条（線状皮膚萎縮症） ——— 108
中川浩一

20 Sutton 母斑 ——— 109
中川浩一

21 外陰部被角血管腫 ——— 110
中川浩一

22 毛細血管拡張性肉芽腫（化膿性肉芽腫） ——— 111
中川浩一

23 爪甲鉤弯症 ——— 112
中川浩一

24 老人性面皰 ——— 113
安部正敏

25 肛門仙骨部皮膚アミロイドーシス ——— 114
安部正敏

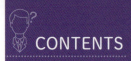

CONTENTS

第3章　知っておくと鼻高々～知っていそうで知らない皮膚病

26 Mondor 病 ——————————————————————— 115
安部正敏

27 リベド ——————————————————————————— 116
安部正敏

28 多形皮膚萎縮（ポイキロデルマ） ——————————— 117
安部正敏

29 肛囲溶連菌性皮膚炎 ————————————————— 118
安部正敏

30 コリン作動性蕁麻疹 —————————————————— 119
安部正敏

■コラム ————————————————————————————— 87
中川浩一

■序　文 ————————————————————————————— 3

■索　引 ————————————————————————————— 122

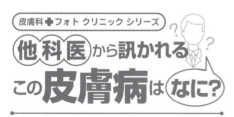

表紙／本文デザイン　今井泰子

AUTHOR LIST

編 集

宮地良樹	京都大学名誉教授

遠藤雄一郎	京都大学医学部附属病院皮膚科
柴田真一	SS クリニック
岡田悦子	産業医科大学皮膚科
竹之内辰也	新潟県立がんセンター新潟病院
石地尚興	東京慈恵会医科大学皮膚科学講座
神人正寿	和歌山県立医科大学皮膚科
宮地秀明	千葉大学医学部附属病院皮膚科
外川八英	千葉大学大学院医学研究院皮膚科学
常深祐一郎	東京女子医科大学皮膚科
野間直樹	大阪市立大学大学院医学研究科皮膚病態学
鶴田大輔	大阪市立大学大学院医学研究科皮膚病態学
葛西健一郎	葛西形成外科
中村元信	産業医科大学皮膚科
谷岡未樹	谷岡皮フ科クリニック
立花隆夫	大阪赤十字病院皮膚科
田村敦志	伊勢崎市民病院皮膚科
夏秋　優	兵庫医科大学皮膚科学
中川浩一	大阪府済生会富田林病院皮膚科
安部正敏	医療法人社団 廣仁会 札幌皮膚科クリニック

皮膚科＋フォトクリニックシリーズ

他科医から訊かれる
この皮膚病はなに？

第1章

よく目にする皮膚腫瘍，
でも，これなに？

第1章 よく目にする皮膚腫瘍，でも，これなに？

08 脂漏性角化症（老人性いぼ）

京都大学名誉教授　宮地良樹

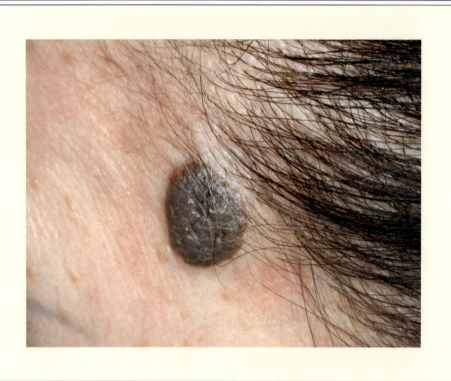

❗一発診断・目のつけどころ
- 顔面などに最もよくみられる黒色腫瘍．表面角化性で乳頭状・顆粒状にみえる．
- ざらざらした老人性シミから松ぼっくりのような境界明瞭な黒褐色隆起性結節まで多彩．
- 偽角化囊腫（pseudohorn cyst）を反映して「へそごま」のような黒色点がみられる．
- 刺激を受けない限り痛みやかゆみなどの自覚症状はない．

❗鑑別すべき紛らわしい疾患
- 光線（日光）角化症：赤みを帯びた境界不明瞭な紅斑で痂皮やびらんを伴うことが多い．
- 基底細胞癌：蠟のような光沢のある結節で縁取られ毛細血管拡張や潰瘍があり単調でない．
- 悪性黒色腫：顔にみられるのは悪性黒子型で境界不鮮明，濃淡，左右非対称のホクロ様．
- 尋常性疣贅（いぼ）：皮膚常色で表面いぼ状，時に糸状の小突起のことがある．

❗でも確信がもてなければ
- ダーモスコピー：偽角化囊腫を反映して多発性稗粒腫様囊腫（multiple milia-like cysts）がみられるのが特徴．
- 生検：表皮細胞の外方性増殖・メラニン沈着・偽角化囊腫などの特徴から診断は容易．

🖊ワンポイントメモ
- 数カ月で急増するときは胃癌などの内臓悪性腫瘍に要注意（レーザー・トレラ徴候）．

粉瘤(表皮嚢腫)

京都大学医学部附属病院皮膚科　遠藤雄一郎

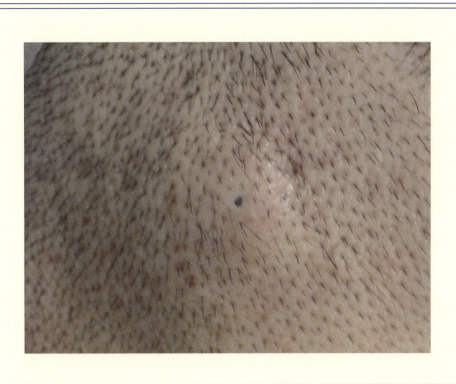

一発診断・目のつけどころ
- 中心に面皰様の黒点があり嚢腫の開口部となっている．内容物がみえたり，嚢腫を圧迫すると悪臭のある粥状物が排出される．
- 皮膚との可動性は不良で，皮下との可動性は良好である．境界は明瞭なことが多い．
- 細菌感染や破裂を起こすことがあり，炎症性粉瘤と呼ばれる．

鑑別すべき紛らわしい疾患
- 皮様嚢腫：頭部や眉毛外側に好発する皮下嚢腫．生下時より存在することが多い．
- 外毛根鞘嚢腫：頭部に好発する皮下嚢腫．臨床所見では区別がつかず，病理学的に顆粒層を欠くことで確定診断する．
- 多発性脂腺嚢腫：上肢，体幹で境界明瞭な皮下嚢腫が多発する．嚢腫は中心の開口部を欠き，皮膚との可動性は粉瘤よりも大きい．

でも確信がもてなければ
- 穿刺：臍窩部を18G針で穿刺して中の粥状物を証明する．外毛根鞘嚢腫は診断できない．
- 生検：嚢腫壁と内容物の性状を病理学的に確認することで確定診断できる．
- 全摘：全体の構築やがん化の有無も確認できる．

ワンポイントメモ
- 治療は切除である．炎症がない場合は放置しても構わない．
- 発赤，腫脹，疼痛があれば，炎症性粉瘤と診断する．排膿切開と抗菌薬の投与により軽快するが，嚢腫は再生する．

第1章 よく目にする皮膚腫瘍，でも，これなに？

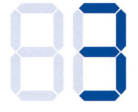

老人性血管腫

京都大学医学部附属病院皮膚科 **遠藤雄一郎**

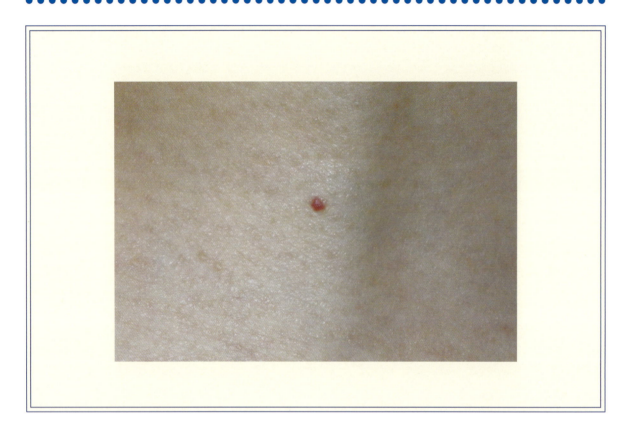

一発診断・目のつけどころ
- 紅色の色調が強い小丘疹で，表面は光沢がある．
- 成人に発症し，加齢とともに増数する傾向にある．
- 体幹が好発部位であり，四肢，顔面にも生じる．

鑑別すべき紛らわしい疾患
- エクリン汗孔腫：掌蹠に好発する紅色結節．ドーム状ないし有茎性で1cmを越えることが多い．
- オスラー病：全身に血管奇形が多発して出血症状を呈する．遺伝性がある．
- 被角血管腫：表面が角化した暗赤色の丘疹や局面を形成する．

- 血管拡張性肉芽腫：易出血性で有茎性ないし広基性になることが多い．自然消退することがある．

でも確信がもてなければ
- 生検：真皮浅層の毛細血管の増加があるが，異型は伴わない．

ワンポイントメモ
- 掻破により出血することがある．
- 「老人性」とつくが，20歳以降の比較的若年者でも発症例はある．
- 治療は不要．希望時に切除や色素レーザー，KTPレーザー，CO_2レーザーを行う．

第1章 よく目にする皮膚腫瘍，でも，これなに？

04 眼瞼黄色腫

京都大学医学部附属病院皮膚科　**遠藤雄一郎**

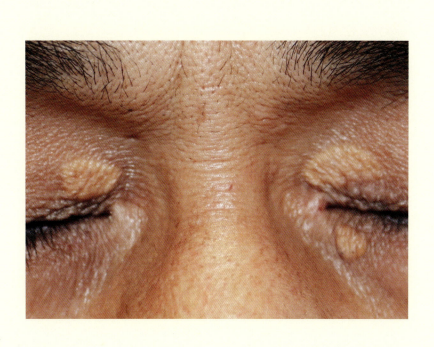

一発診断・目のつけどころ
- 上下眼瞼に生じる扁平で軽度隆起した黄色調の局面．
- 内眼角が好発部位である．

鑑別すべき紛らわしい疾患
- 汗管腫：常色，白色または黄色の丘疹が眼瞼周囲に多発する．眼瞼黄色腫よりも個々の皮疹は小型である．
- アミロイドーシス：眼瞼に扁平な局面や紫斑を生じるが，黄色になることはほとんどないため，鑑別は容易である．

でも確信がもてなければ
- ダーモスコピー：黄色調の均一な領域．血管成分が多いと橙色に近くなる．
- 生検：真皮内に脂質を貪食した泡沫細胞が確認できる．
- 採血：脂質異常症が背景にある症例もある．ただし全例ではない．

ワンポイントメモ
- 治療は脂質異常症の有無にかかわらず，スタチン製剤などの脂質異常症治療薬が有効なことがある．
- 年単位で残存しており，患者の希望がある場合には切除する．

08 老人性脂腺増殖症-1

京都大学医学部附属病院皮膚科　遠藤雄一郎

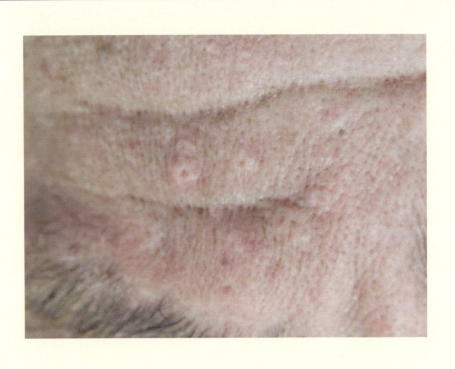

一発診断・目のつけどころ
- 高齢者の前額部や頬部に好発する．
- 常色で中心に陥凹をもつ扁平な丘疹ないし小結節．
- 通常は複数個見つかることが多い．

鑑別すべき紛らわしい疾患
- 汗管腫：扁平に隆起した小丘疹が集簇性に多発する．
- エクリン汗嚢腫：半透明の囊腫ないし結節が顔面に生じる．夏期に症状が悪化する．
- 環状肉芽腫：中心治癒傾向のあるドーナツ状の辺縁隆起性の丘疹．

でも確信がもてなければ
- ダーモスコピー：脂腺の増殖境界のはっきりした黄色調の領域があり，その周囲に特徴的な血管像がある．
- 生検：導管周囲に多房性の脂腺小葉の増殖が確認できる．

ワンポイントメモ
- 加齢とともに増加する傾向にある．
- 治療は液体窒素や CO_2 レーザーで行う．

第1章 よく目にする皮膚腫瘍，でも，これなに？

08 稗粒腫(はいりゅう)

SSクリニック　柴田真一

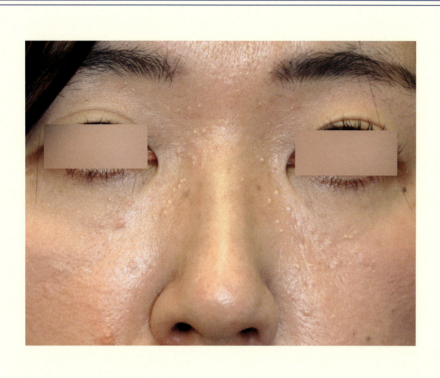

一発診断・目のつけどころ
- 眼瞼〜頬，前額によくみられる白色球形で硬い1〜2mmの小丘疹．
- 多発することが多く，大きさが均一．
- 小丘疹に白色の光沢がある．
- 炎症を生じて赤くなることがある．
- 手術創，瘢痕などに続発するものもある．

鑑別すべき紛らわしい疾患
- 汗管腫：常色〜黄褐色の小丘疹．
- 面皰：皮膚に黒色の開口部がある．
- 老人性疣贅：表面が疣状，白くはない．
- 毛包上皮腫：半球状のときに透過性にみえる硬い丘疹．顔面正中部に多発しやすい．

でも確信がもてなければ
- 生検：軟毛の漏斗部の貯留性囊胞．続発性は破壊された表皮，付属器の囊腫状増殖．
- 針で穴をあけると白色の内容物が排出される．

ワンポイントメモ
- 皮膚小手術のあと，続発性に出現するものもある．
- 注射針の先端で小切開を入れて摘出するのが簡便な治療．
- 炭酸ガスレーザーで囊腫壁を破壊すると再発しづらい．

第1章 よく目にする皮膚腫瘍，でも，これなに？

08 スキンタッグ

SSクリニック　柴田真一

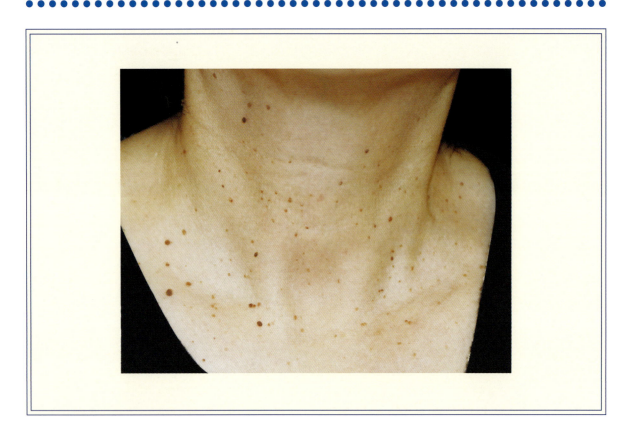

一発診断・目のつけどころ
- 頸部，腋窩，鼠径部に多発する常色〜褐色の軟らかい小結節．
- 小結節の大きさが不揃いなことが多い．
- 増大して有茎性になるものもある．
- 40〜50歳代以降に増加．

鑑別すべき紛らわしい疾患
- 脂漏性角化症：発生初期のものは臨床的に鑑別できないことがある．
- 視診のみで鑑別は容易．

でも確信がもてなければ
- 生検：病理組織学的に老人性疣贅もしくは軟性線維腫の像．

ワンポイントメモ
- 頸部のスキンタッグは整容的に気にされる女性が多い．
- 有茎性のものは剪刃で切除する．扁平な結節はレーザー治療が有効．
- 冷凍凝固療法も有効だが，炎症後色素沈着に注意する．

08 指趾・口粘膜粘液嚢腫

SSクリニック　柴田真一

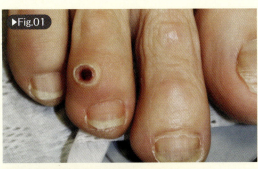
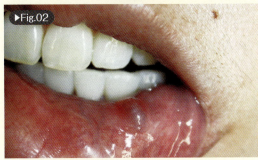

Fig.01：指趾.
Fig.02：口粘膜.

一発診断・目のつけどころ

指趾
- 指趾の末節部面に生じるドーム状の比較的軟らかい腫瘤．擦れると表面が赤黒色になることがある．
- 水疱様の外観を呈するものは診断が容易．

口粘膜
- おもに下口唇，口底部，頬部，口蓋，舌，歯肉に生じる腫瘤．
- ドーム状に隆起した弾力性のある粘膜下腫瘤．常色～青赤色を呈する．

鑑別すべき紛らわしい疾患

指趾
- ガングリオン：触ると硬く，可動性がある．
- グロムス腫瘍：爪甲下に発生する．暗紅～紫紅色のわずかに隆起した腫瘍．激痛がある．
- 胼胝：表皮角層の限局性の増殖肥厚．通常は硬い．

口粘膜
- 静脈湖：口唇に生じる青赤色の軟らかい小腫瘍．
- 血管拡張性肉芽腫：半球状～有茎状に隆起した鮮紅～暗赤色の軟らかい腫瘤．急に大きくなることもあり，触れると出血しやすい．

でも確信がもてなければ
- 針で穿刺するとゼリー状の内容物が排出する．
- エコー検査で粘液の貯留が確認できる．

ワンポイントメモ
- 指趾粘液嚢腫は圧迫療法が有効だが再発することもある．
- 口粘膜粘液嚢腫は炭酸ガスレーザー治療による焼灼術が手軽で有効．

第1章 よく目にする皮膚腫瘍，でも，これなに？

08 老人性脂腺増殖症 -2

SSクリニック　柴田真一

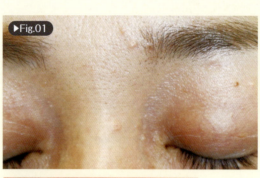

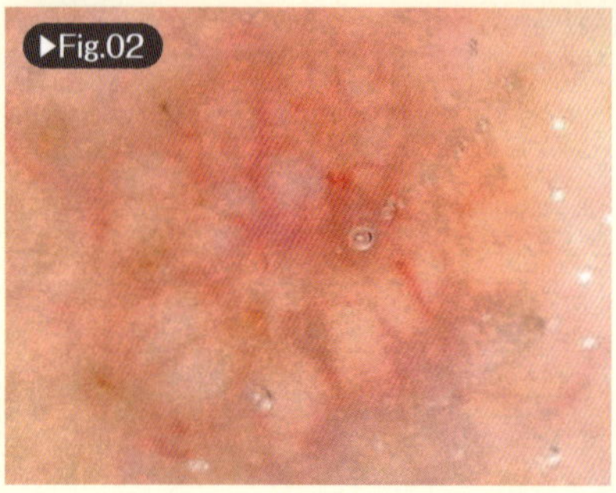

Fig.01：臨床像.
Fig.02：ダーモスコピー.

一発診断・目のつけどころ
- 顔面のなかで皮脂腺が発達している前額，頬，鼻周囲に好発する黄白色の小結節.
- 30〜40歳代以降に生じる．多発することがある．
- 扁平な小結節である．大きなものは中央に陥凹（中心臍窩）が目立つ．

鑑別すべき紛らわしい疾患
- 老人性疣贅：正常皮膚色〜褐色の色調を呈する．中心臍窩はみられない．
- 汗管腫：下眼瞼に好発する正常皮膚色〜黄褐色の小丘疹．癒合することがある．

でも確信がもてなければ
- ダーモスコピー：黄色の房状構造と毛細血管拡張が特徴的．

ワンポイントメモ
- 整容的に気になる場合は，レーザーによる焼灼術が有効．

第1章 よく目にする皮膚腫瘍，でも，これなに？

08 軟性線維腫

産業医科大学皮膚科 岡田悦子

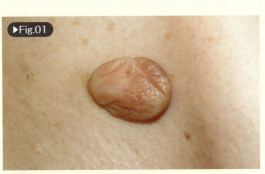

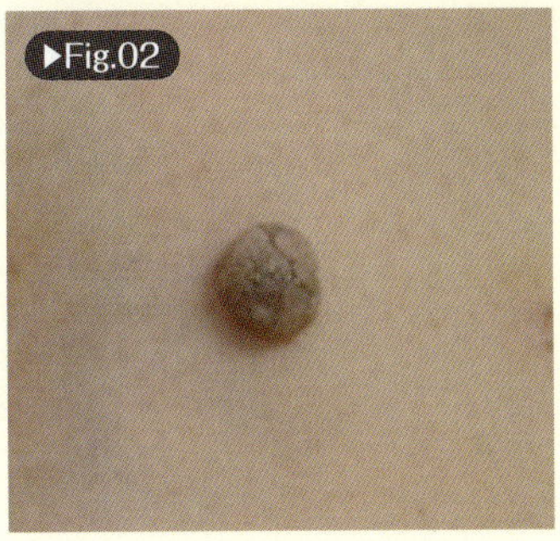

Fig.01：頸部の柔軟な有茎性結節．
Fig.02：腋窩の淡褐色で顆粒状の柔らかい結節．

一発診断・目のつけどころ
- 常色〜淡褐色の柔らかい有茎性の小結節．大型になると懸垂性になる．
- 表面にはシワがあり乳頭状になる．
- 鼠径部や胸部，背部などに生じる．脂肪が多い人の摩擦部位に多い．
- 圧迫や外傷を受けやすい部位では，表面から出血する場合がある．

鑑別すべき紛らわしい疾患
- 色素細胞母斑（Unna型）：体幹に多く，有茎性で常色から黒色まであり，表面は桑の実状．
- 尋常性疣贅：表面が細かく角化し台状に隆起する結節．点状出血がみられる．
- ケロイド：前胸部や上腕などに隆起する紅褐色結節．創傷部位に生じ，非常に硬くかゆい．
- 神経線維腫：常色〜淡褐色で柔らかい皮内から皮下の結節．表面のシワは少ない．
- 血管拡張性肉芽腫：赤色で有茎性に隆起した結節で，表面がびらんして，出血を伴う．

でも確信がもてなければ
- 病理組織検査：ポリープ状に突出して，内部は膠原線維と脂肪組織からなる．

ワンポイントメモ
- 治療は，茎部を含めて切除や電気焼灼を行う．

第1章 よく目にする皮膚腫瘍，でも，これなに？

08 皮膚線維腫

産業医科大学皮膚科　岡田悦子

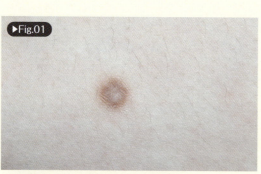

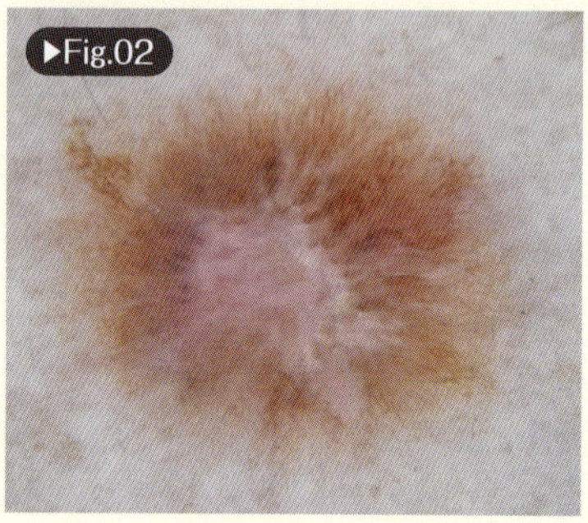

Fig.01：大腿部の淡褐色でなだらかに隆起する硬い結節．
Fig.02：ダーモスコピー．

一発診断・目のつけどころ
- 茶褐色～黒褐色でやや盛り上がった硬い結節．四肢に好発する．男性より女性に多い．
- 通常は自覚症状はないが，時に痛みやかゆみがある．
- 腫瘍周囲をつまむと腫瘍が硬いために中央が陥凹する．
- 虫刺されなどの小外傷から生じることがある．

鑑別すべき紛らわしい疾患
- ケロイド：皮膚から隆起した紅褐色調の硬い結節．
- 隆起性皮膚線維肉腫：皮内から深部に至る不整形の腫瘤．周囲との境界が不明瞭．中間悪性群の軟部腫瘍であり，局所再発しやすい．
- 悪性黒色腫：色調の濃淡があり，左右非対称の形状をとる．
- 脂漏性角化症：わずかに隆起して表面がざらざらと角化する．

でも確信がもてなければ
- ダーモスコピー：網目状の色素ネットワーク（pigment network），中央の白色調変化が特徴．
- 生検：真皮内に組織球や線維芽細胞様細胞が増殖．核異型がなく細胞間に膠原線維がある．

ワンポイントメモ
- 通常は単発で発生するが，膠原病や自己免疫疾患患者に多発することがある．

第1章 よく目にする皮膚腫瘍，でも，これなに？

02 ガングリオン

産業医科大学皮膚科　岡田悦子

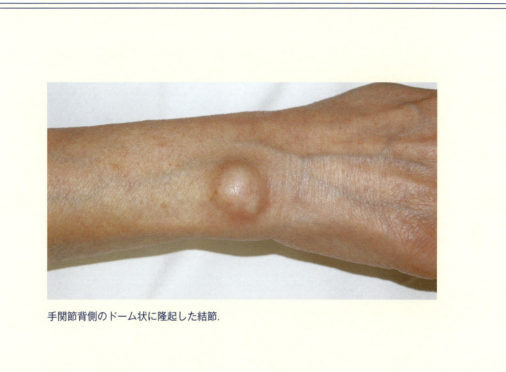

手関節背側のドーム状に隆起した結節．

一発診断・目のつけどころ
- 関節周囲や腱鞘付近の常色の皮下結節．米粒大からピンポン玉大ほどになる．
- 若い女性の手関節や手に好発する．神経を圧迫すると，疼痛，しびれ，麻痺が現れる．
- 軟骨のように硬いものから，押して消退し離すと元に戻る柔らかいものもある．
- 穿刺してゼリー状の内容液を吸引すれば診断は確実．

鑑別すべき紛らわしい疾患
- 表皮嚢腫：皮膚と癒着する常色～青黒く透見される結節．関節付近以外にも生じる．
- 腱鞘巨細胞腫：手指の関節付近に好発．硬い皮下結節で可動性がない．
- 神経線維腫：神経の走行に沿った楕円形の硬い皮下腫瘤．
- 滑液包炎：関節周囲の滑液包の炎症により，発赤や腫脹，痛みがある．

でも確信がもてなければ
- 画像検査（CT，MRIなど）：関節と連続する嚢腫構造を確認する．

ワンポイントメモ
- 治療は，内容液を吸引後にステロイドを局注するか，切除するが，再発率が高い．

08 脂肪腫

産業医科大学皮膚科　岡田悦子

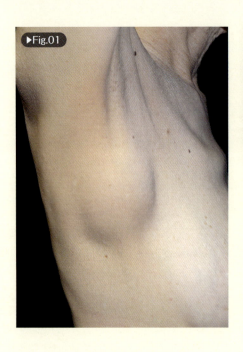
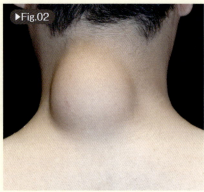

Fig.01：側胸部の大型の柔らかい腫瘤．
Fig.02：項部の弾性軟な皮下腫瘤．

一発診断・目のつけどころ
- 皮下脂肪組織内に，緩徐に増大する柔らかい腫瘤．通常は単発で発生する．
- 表面は健常皮膚で覆われて，皮膚とも下床とも可動性は良好．全体に隆起する．
- 頸部，背部，上腕，大腿などに好発する．
- 自覚症状はないことが多いが，血管脂肪腫では圧痛があり多発する．

鑑別すべき紛らわしい疾患
- 脂肪肉腫：大きくて硬い不整形の皮下腫瘤で，境界不明瞭．
- 粉瘤：中央に黒点があり皮膚と癒着している．全体的に青黒くみえる．
- 神経鞘腫：四肢の神経に沿った硬い皮下結節．放散痛，しびれなどがある．

でも確信がもてなければ
- 超音波検査：楕円形ないし紡錘形で，辺縁は低〜等輝度，内部は高輝度．
- CT検査：被膜をもち正常皮下脂肪と同様に均一な結節．
- MRI：T1強調，T2強調とも高信号．脂肪抑制画像で低信号．
- 生検：成熟脂肪細胞からなり異型細胞はない．

ワンポイントメモ
- 切除時は，腫瘍径の半分以下の切開線から押し出して摘出することができる．

第1章 よく目にする皮膚腫瘍，でも，これなに？

08 光線角化症（日光角化症）

新潟県立がんセンター新潟病院　竹之内辰也

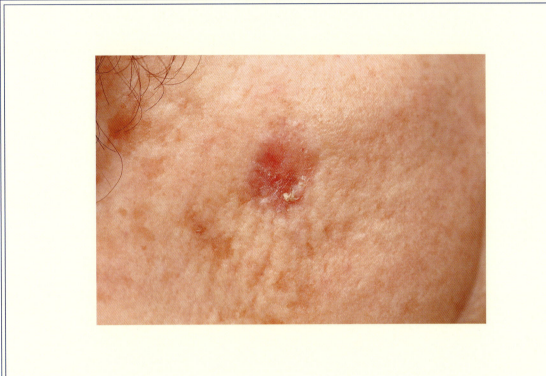

❗一発診断・目のつけどころ
- 高齢者の顔面に生じる，種々の程度に角化を伴う紅斑．
- こめかみ，頬，鼻背など日光の高曝露部位に好発する．
- びらん，浸潤を伴う場合や色素沈着が主体の場合もある．
- 角化が高度になると皮角の形状を呈する．

❗鑑別すべき紛らわしい疾患
- 脂漏性角化症：黒褐色なものが多く，境界は明瞭．表面は角化性であるが規則正しい凹凸を呈する．
- 日光黒子：褐色調の色素斑で境界は比較的明瞭．
- 基底細胞癌：種々の程度に黒色調を伴う結節．表面に蝋様の光沢を伴い，多くは潰瘍を形成する．
- 悪性黒子：非対称の形状を呈する黒褐色斑で，色調が不均一．角化は伴わない．

❗でも確信がもてなければ
- ダーモスコピー：白暈を伴った毛孔角栓とその周囲の網状の血管拡張（strawberry pattern）．
- 生検：基底層を中心とした表皮ケラチノサイトの異型所見．真皮上層の日光性弾性線維症を伴う．

🖊ワンポイントメモ
- 表皮の上皮内癌であり，一部は浸潤性の有棘細胞癌へ移行する．

第1章 よく目にする皮膚腫瘍，でも，これなに？

05 ボーエン病

新潟県立がんセンター新潟病院 **竹之内辰也**

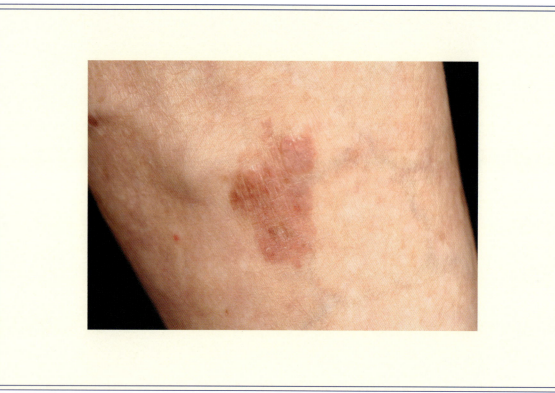

一発診断・目のつけどころ
- 体幹，四肢に好発する境界明瞭な不整形局面である．
- 紅色～褐色調が混ざるが，単一の色調を呈する場合もある．
- 表面に軽度のびらんを伴うことも多い．
- 種々の程度に鱗屑や痂皮を付着し，角化が顕著であると疣贅ないし皮角様の外観となる．

鑑別すべき紛らわしい疾患
- 慢性湿疹：色調が均一で瘙痒を伴う．
- 尋常性乾癬：通常は多発性で，角化傾向が顕著．銀白色の鱗屑を伴う．
- 脂漏性角化症：褐色調で境界明瞭．表面に規則正しい凹凸を呈することが多い．
- 表在型基底細胞癌：辺縁に放射状～葉状の色素構造を伴うことが多い．

でも確信がもてなければ
- ダーモスコピー：細かい血管像が点状に集簇する（糸球体状血管：glomerular vessels）．
- 生検：表皮全層にわたるケラチノサイトの異型所見．極性の消失．

ワンポイントメモ
- 湿疹の診断で外用治療に抵抗性の場合は，一度はボーエン病を疑って生検を考慮する．

第1章 よく目にする皮膚腫瘍，でも，これなに？

06 基底細胞癌

新潟県立がんセンター新潟病院　竹之内辰也

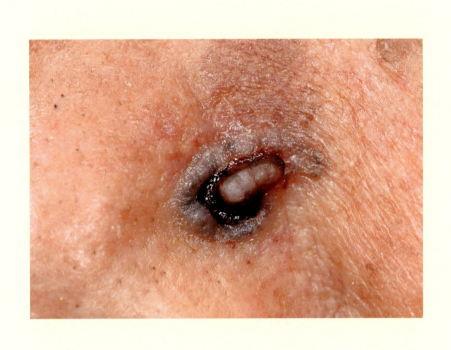

一発診断・目のつけどころ
- 顔面に好発する黒色結節で緩徐に増大し，自潰に伴って中央が陥凹する．
- 黒色部分は島状〜分葉状で表面に蝋様の光沢を伴う．
- 腫瘍辺縁の立ち上がり部分は正常皮膚色を残す．
- 表在型は体幹に好発し，淡紅色斑の辺縁に黒色点が数珠状に配列する．

鑑別すべき紛らわしい疾患
- 色素細胞母斑：硬度が軟らかく，毛を伴うことでも鑑別できる．
- 脂漏性角化症：表面に種々の程度の角質増生を伴う．
- ボーエン病：表在型基底細胞癌と類似して鑑別が困難な症例もある．

でも確信がもてなければ
- ダーモスコピー：メラニンの分布を反映する葉状構造や球状構造，分枝状血管が特徴的．
- 生検：基底細胞様細胞からなる腫瘍胞巣が表皮と連続する．辺縁の柵状配列を伴う．

ワンポイントメモ
- 患者はとくに自覚症状は訴えず，医療者側の指摘で診断に至ることも多い．

第1章 よく目にする皮膚腫瘍，でも，これなに？

88 乳房外パジェット病

新潟県立がんセンター新潟病院　竹之内辰也

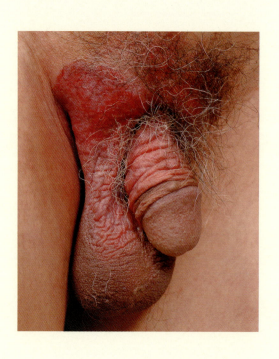

一発診断・目のつけどころ
- 高齢者の外陰部，まれに肛門や腋窩に生じ，初期は軽微な紅斑ないし脱色素斑として始まる．
- 徐々に拡大するにつれて湿潤・びらんをきたし，瘙痒や違和感を伴う．
- 種々の程度の色素沈着，脱失が混ざり，病変全体が局面状に隆起する場合もある．
- ステロイドを外用すると消炎効果によって一時的に改善したようにみえるので注意が必要．

鑑別すべき紛らわしい疾患
- 陰股部湿疹：瘙痒が強く，色素沈着や脱失を伴わない．
- 股部白癬，カンジダ症：直接鏡検にて真菌が検出される．しかし，その場合でも乳房外パジェット病への二次感染の可能性は否定できないため外用治療後の経過確認が重要．

でも確信がもてなければ
- 生検：淡明で大型のパジェット細胞が表皮内で胞巣状に増殖．

ワンポイントメモ
- 高齢者の陰股部の紅斑をみたら，一度は乳房外パジェット病を疑う．

08 伝染性軟属腫（みずいぼ）

東京慈恵会医科大学皮膚科学講座　石地尚興

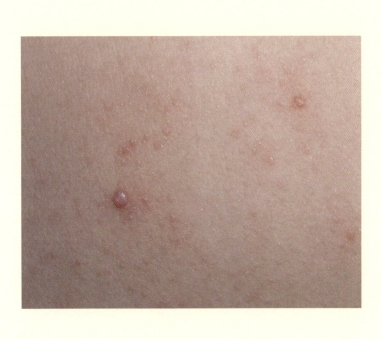

一発診断・目のつけどころ
- 幼児，小児によくみられる小丘疹で，多発してみられることが多い．
- 一つひとつはやや透明で光沢があるようにみえる．
- かゆみがあることがあり，掻破などにより炎症を伴うことがある．
- アトピー性皮膚炎や乾燥性湿疹があると増加しやすい．
- プールで感染することがある．

鑑別すべき紛らわしい疾患
- 水晶性汗疹（あせも）：夏に多く，発汗部位に白色～透明の小水疱様の丘疹が多発してみられる．
- 虫刺症（むしさされ）：炎症により赤みが強く，かゆみを伴う．
- 水痘（みずぼうそう）：紅暈を伴う水疱が多発する．発熱など全身症状を伴う．
- 尋常性疣贅（いぼ）：体幹四肢にみられると紛らわしいことがあるが，表面が乳頭腫（いぼ）状にざらざらしている．

でも確信がもてなければ
- ダーモスコピー：粥状の内容物が頂部に白色円形の蓋のように透けてみえる．
- 摘除：鋭匙鑷子やトラコーマ鑷子を用いて摘除すると粥状の内容物が確認できる．

ワンポイントメモ
- 治療に決め手はなく，放置してよいのか摘除すべきかの議論が続いている．患者や親とよく相談して症例ごとに最もメリットがある方法を選択する．

第1章 よく目にする皮膚腫瘍，でも，これなに？

08 扁平疣贅

東京慈恵会医科大学皮膚科学講座　**石地尚興**

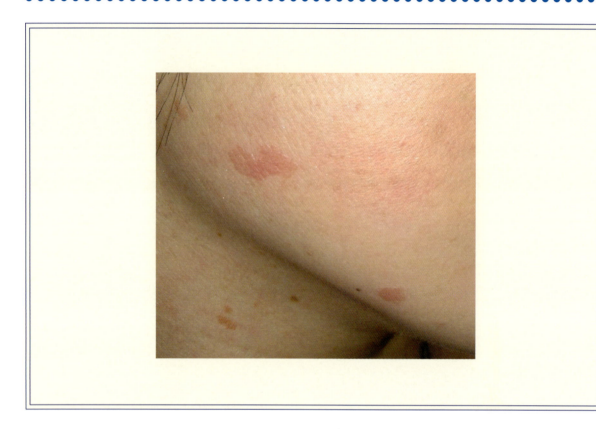

一発診断・目のつけどころ
- 小児，若年者の顔面や手背にみられる扁平な丘疹で，「青年性扁平疣贅」とも呼ばれる．
- 形は類円形から多角形で，皮膚色〜褐色調を呈しわずかに扁平に隆起する．
- 自然治癒することが多いが，治癒前に炎症を起こしかゆみを伴うことがある．
- 自然消退してもしばらく色素沈着が残る．

鑑別すべき紛らわしい疾患
- 脂漏性角化症（老人性いぼ）：中高年の日光露出部に多くみられる．表面が乳頭腫状で不整形かつ大小不同である．
- 汗管腫：眼瞼周囲に扁平な丘疹としてみられる．表面は平滑である．
- 老人性脂腺増殖症：高齢者の顔面にやや黄色調の扁平な丘疹としてみられる．表面は平滑である．
- 眼瞼黄色腫：眼瞼に黄色の扁平な丘疹としてみられる．表面は平滑である．

でも確信がもてなければ
- ダーモスコピー：平滑であってもわずかに表面に敷石状，乳頭腫状の構造が観察できる．
- 生検：顆粒層に"鳥の目様"といわれる胞体が空胞化した細胞が確認できる．

ワンポイントメモ
- 凍結療法は色素沈着を残すことがあり，注意を要する．

28 尖圭コンジローマ

東京慈恵会医科大学皮膚科学講座　石地尚興

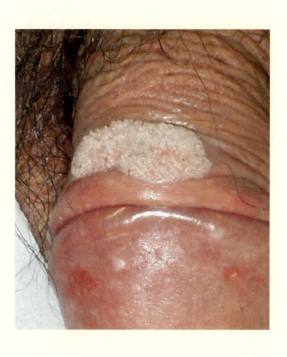

一発診断・目のつけどころ
- 性感染症であり，性的活動性のある成人の外陰部や肛門周囲にみられる．
- 乳頭腫状の丘疹で，粘膜ではみずみずしい光沢を有する．
- 融合して腫瘤状になることがある．

鑑別すべき紛らわしい疾患
- 扁平コンジローマ：梅毒第2期にみられる発疹で，表面は比較的平坦で湿潤傾向がある．
- ボーエン様丘疹症：黒褐色の丘疹で表面は尖圭コンジローマより平坦である．
- 尋常性疣贅（いぼ）：皮膚では，指の疣贅から感染して尋常性疣贅が生じることがある．尖圭コンジローマより角化傾向が強い．
- 脂漏性角化症（老人性いぼ）：まれに高齢者の外陰部に多発してみられることがある．
- 陰茎真珠様小丘疹／腟前庭乳頭腫症：男性では冠状溝に，女性では腟前庭に光沢のある小丘疹が規則正しく並んでみられる．

でも確信がもてなければ
- ダーモスコピー：乳頭腫状の構造が確認できる．
- 3％酢酸加工：粘膜では病変部が白色に浸軟して描出される．
- 生検：胞体が空胞化したkoilocyteがみられる．

ワンポイントメモ
- 性感染症なので，ほかの性感染症の合併や性的パートナーへの感染にも注意する．

皮膚科＋フォトクリニックシリーズ

他科医から訊かれる
この皮膚病はなに？

第2章

紛らわしい皮膚病
〜どうも典型例ではないみたい…

第2章 紛らわしい皮膚病～どうも典型例ではないみたい…

08 ニキビに見えるけどなんか違う

京都大学名誉教授　**宮地良樹**

❗ まずニキビ(痤瘡)の基本を押さえる

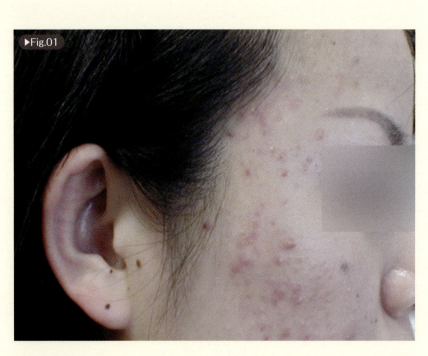

ニキビ臨床所見のキホン.

この基本に合致しないとき,「ニキビに見えるけどなんか違う」と感じる.
- ニキビは脂腺性毛包(発達した脂腺を複数備えた毛包)に発症するので,顔面や重症例では胸背部に発症する(つまりそれ以外の部位にあるものはニキビの可能性が低いといえる).
- 脂腺の活動が活発となる思春期以降の青年期に好発する.オイリースキンの人が多い.
- 面皰(コメド)といわれる「詰まった毛包」が必ずみつかるはずである.面皰には毛孔が開口した黒色面皰(黒ニキビ)と閉鎖した白色面皰(白ニキビ)の2種類があるが,いずれも赤い炎症はまだない.ニキビは微小面皰から始まるとされるが,これは目にみえない.
- 患者が気にするのは赤いニキビ(炎症性痤瘡)で,これはアクネ菌が炎症を起こして毛包が破れたりするために起こる.
- 炎症は多かれ少なかれ瘢痕治癒するので,多くの場合はニキビ痕(痤瘡瘢痕)が混在している.

これが面皰(コメド)だ！

座瘡の診断にはこの面皰があることが重要な根拠になるため，慎重にみつける．この写真には一部赤ニキビも混在しているが，黒ニキビ(開放面皰・黒色面皰)と白ニキビ(閉鎖面皰・白色面皰)がよくみえる．

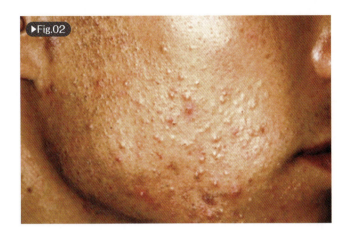
▶Fig.02

特別な名前がついたニキビもある

▶新生児ニキビ

新生児は母親由来の男性ホルモンのため，ニキビができることがあるが，自然に消退する．

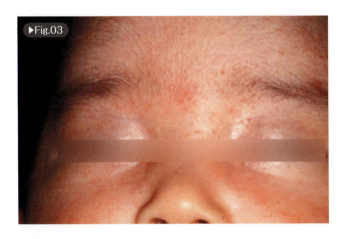
▶Fig.03

第2章 紛らわしい皮膚病〜どうも典型例ではないみたい…

▶ステロイドニキビ

　ステロイドホルモン内服などにより前胸部を中心に赤ニキビが多発する．面皰が少なく画一的な赤ニキビばかりであることが特徴である．一部にはマラセチア毛包炎（マラセチアという真菌が関与）のこともあると言われており，抗真菌外用薬が奏効することもある．ステロイド減量以外に良い手立てがないので試してみてもよいかもしれない．

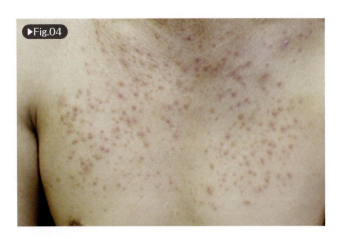
▶Fig.04

▶思春期後ニキビ

　海外では多嚢胞性卵巣症候群によくみられ，月経異常や多毛などの男性ホルモン過剰症状を伴うこともあるようだが，日本人ではまれである．しかし，25歳以降の女性の下顎などにこのような赤ニキビをみたら婦人科医に相談してもよい．

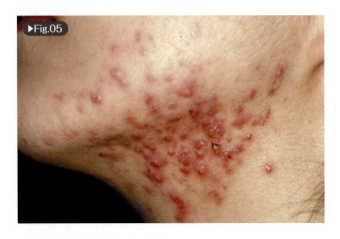
▶Fig.05

▶集簇性ニキビ

日本人ではさほど重症のニキビ患者は少ないが，瘢痕や結節に悩む患者もいる．

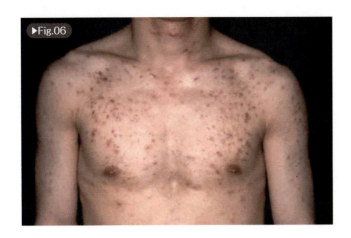

ニキビに見えるけどなんか違う

「ニキビの基本」に合致しないとき，「ニキビではないのではないか？」と考えることが大切である．ニキビでなければ自ずと治療も異なるため，この鑑別は重要である．普通のニキビとどこが違うのかみてみよう．

▶酒皶

中高年者の顔面(とくに鼻部・頬部)に好発する血管拡張を伴った紅斑とニキビに似た丘疹や膿疱を伴う．重症化すると赤鼻(鼻瘤)となったり眼まで腫れたり結膜炎を起こすこともある．軽い場合は「赤ら顔」，「火照り顔」などと言われる．面皰(コメド)がないことがニキビとの大きな違いである．丘疹膿疱に対しては，海外ではメトロニダゾール外用薬が第一選択だが，わが国ではまだ承認されていない．テトラサイクリン系抗生物質の内服がある程度奏効する．

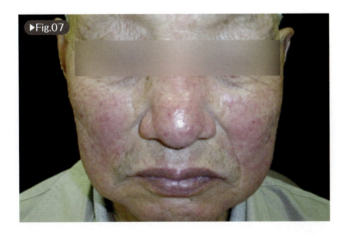

第2章 紛らわしい皮膚病〜どうも典型例ではないみたい…

▶ステロイド酒皶(Fig.08, Fig.09)・酒皶様皮膚炎

　ステロイドの長期外用により酒皶に似た症状が出る．血管拡張や皮膚萎縮が中心で，かゆみが強いこと，ステロイド外用部に一致してみられること，やはり面皰(コメド)がみられないことなどが特徴である．口囲に限定されると口囲皮膚炎と呼ぶこともある．ステロイド外用を緩やかに中止し，保湿剤などで皮膚を休めることが必要である．時に，毛包虫(ニキビダニ)が関与していることもあるので，難治の場合には調べるべきである．

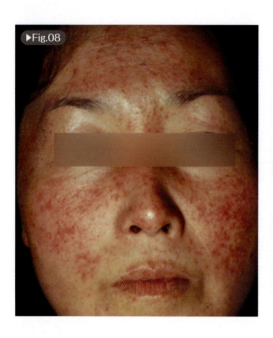
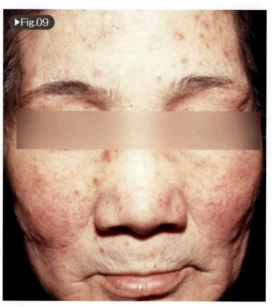

▶好酸球性膿疱性毛包炎

　毛包に一致してかゆみの強い丘疹・膿疱がみられるが，やはり面皰はない．慢性に経過して遠心状に拡がり局面を形成することもある．ニキビをみたときにこういう病気があることを知っていれば鑑別できる．インドメタシン内服が奏効する．海外ではHIV感染患者に多くみられる．

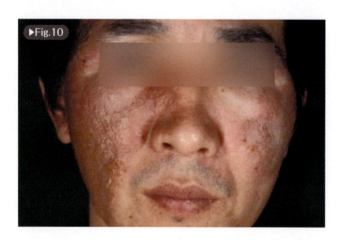

▶眼の周囲に集簇する発疹

顔面播種状粟粒性狼瘡(下眼瞼によくみられる紅色丘疹で肉芽腫の一種．テトラサイクリン系抗生物質が奏効)，稗粒腫(白色の角質塊による小丘疹)，汗管腫(エクリン汗腺の限局性増殖による小丘疹)などが時にニキビを思わせることがあるが，面皰(コメド)がないことやそのほかのニキビの症状がないことから鑑別される．

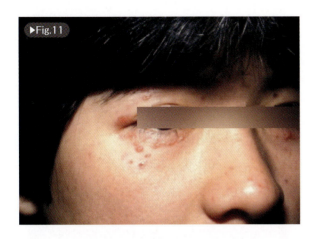
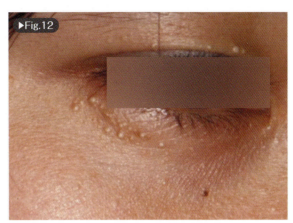
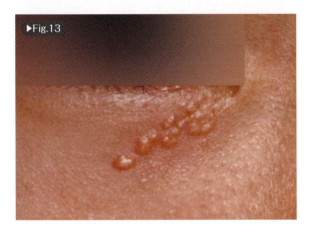

Fig.11：顔面播種状粟粒性狼瘡．
Fig.12：稗粒腫．
Fig.13：汗管腫．

▶老人性の変化

黒ニキビと似た老人性面皰，老人性脂腺増殖症(皮膚常色の丘疹)なども発症年齢やそのほかの症状がないことから容易に鑑別される．

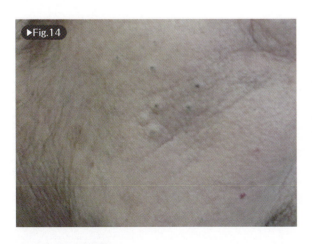
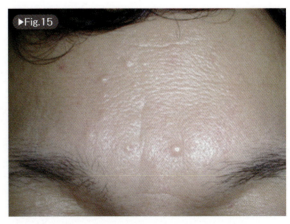

Fig.14：老人性面皰．
Fig.15：老人性脂腺増殖症．

第2章 紛らわしい皮膚病～どうも典型例ではないみたい…

02 老人性紫斑とどこか違う

和歌山県立医科大学皮膚科　神人正寿

まず老人性紫斑の基本を押さえる

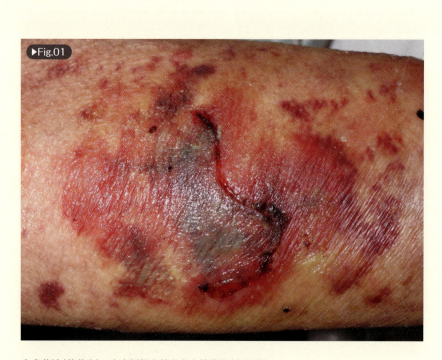

皮膚萎縮（菲薄化）・表皮剥離を伴う老人性紫斑（左前腕）．

- 加齢や紫外線曝露により萎縮した高齢者の皮膚において，主として手背から前腕伸側などの刺激を受けやすい箇所に境界明瞭な紫斑の形成がみられる．
- 紫斑の大きさは点状から斑状までさまざまである．
- しばらくすると褐色に変化しつつ色調が消退するが，頻繁に消長をくり返す．
- 皮膚萎縮に加えて表皮剥離やその瘢痕をしばしば伴う（「スキンテア」ともいう）．
- 「ぶつけた記憶はないのに内出血している」と訴えられることがあるが，支持組織の脆弱化により血管が傷つきやすい状態になっており，患者本人も意識しないようなごく軽微な外傷で容易に紫斑を生じているものと思われる．

第2章 紛らわしい皮膚病～どうも典型例ではないみたい…

これが硝子圧法だ！

紫斑とはそもそも，皮膚または皮下組織における内出血である．内出血が生じた直後は血管外に漏出した赤血球のヘモグロビンの色が目立つため赤くみえるが，時間が経過すると徐々に紫色調になり，さらにヘモジデリンの色を反映して褐色調に変化する．一方，紅斑は皮膚の真皮上層の毛細血管が拡張し充血することによって生じる赤みである．つまり，拡張した血管内に存在する赤血球の色を反映しており，その場合は圧迫すると血流が少なくなるため色調は消退する．しかし，紫斑で血管外に漏出している赤血球は圧迫しても血管内に戻らないため，色調は消退しない．よって，圧迫により色調が消退するのが紅斑で，消退しないのが紫斑（Fig.02）であり，それを確認するのが硝子圧法である．

紫斑であることが確認できれば，出現部位，患者の年齢，そして皮膚萎縮の有無などから総合的に老人性紫斑であることが通常容易に診断できる．

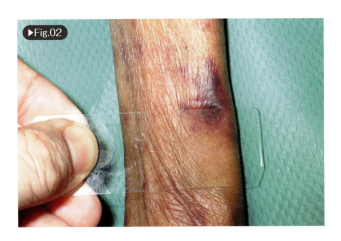

硝子圧法で消退しない紫斑．

老人性紫斑に見えるけどなんか違う

紫斑の原因には実にさまざまなものがある．一般的に，血小板あるいは血管壁の異常では点状〜斑状紫斑が，凝固因子の異常では皮下血腫をきたすと考えられている．老人性紫斑は血管壁の異常であるために点状〜斑状の紫斑を呈することが多く，その場合は心配がないことをお話しし，機械的な刺激を避けていただく．しかしほかの紫斑では薬物治療が必要になるケースもあるため，正確な診断と鑑別が必要である．

1. 血管炎

皮膚に生じる血管炎は血管壁の破壊と赤血球の漏出を特徴とし紫斑を形成するが，皮膚科医以外でも比較的遭遇しやすいものとして，
・IgA血管炎（アナフィラクトイド紫斑）
・皮膚動脈炎（結節性多発動脈炎）
・好酸球性多発血管炎性肉芽腫症（Churg-Strauss症候群）
などが知られている．（ ）内は旧名称であり，（ ）外のように近年，名称が変更されているので注意したい．

このうちアナフィラクトイド紫斑は，通常真皮上層の小血管に生じる血管炎のため比較的小さい点状紫斑を特徴として下肢に好発するが，高齢者に出現する場合は上肢や体幹まで広範囲に皮疹が及ぶ．また大きめの紫斑や血疱をきたすことがあり，紫斑の性状や分布からは老人性紫斑と鑑別が必要になることがあると思われ，アナフィラクトイド紫斑であれば安静に加えて血管強化薬やステロイドなどの治療を要することがある．

鑑別のポイントとして，血管炎では炎症の存在を反映し触診で紫斑に厚みを感じられる（palpable purpura：浸潤を触れる）ことが挙げられる．しかし，浸潤を触れることはあくまでも原則である．軽症の血

管炎の場合は浸潤を触れないことも多く，老人性紫斑でも浸潤を触れないため，誤診しやすい．また，皮膚生検により病理組織学的に壊死性血管炎の存在を証明する際には浸潤を有する紫斑から検体を採取する必要がある．

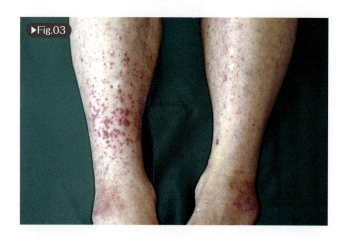

アナフィラクトイド紫斑（IgA 血管炎）（下腿）．

2. 循環障害

▶特発性色素性紫斑

　慢性色素性紫斑，あるいは血管皮膚炎（angiodermatitis）とも称される．中高年の下肢に好発する紫斑で，点状紫斑とそれが残すヘモジデリンによる色素沈着が混在し，慢性的に増悪と軽快をくり返す．全身症状を伴わない．皮疹の分布などからマヨッキー血管拡張性環状紫斑，シャンバーグ病，紫斑性色素性苔癬様皮膚炎に細分され，なかでも卵円形の局面を形成するシャンバーグ病が最も多い．原因不明だがいずれも本態は同じと考えられており，静脈性循環障害，病巣感染，そして薬剤などが誘因になる可能性が指摘されている．治療としては血管強化薬，止血剤，あるいはステロイド外用などを行う．老人性紫斑とは皮疹の性状や皮膚萎縮の有無，さらには好発部位で鑑別できる．

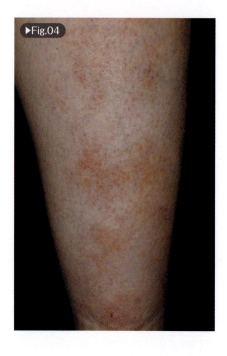

シャンバーグ病（左下腿）．

3. 毛細血管支持組織脆弱化による紫斑

▶ステロイド紫斑

ステロイドの内服あるいは外用が長期になることで膠原線維や弾力線維，あるいは小血管壁が脆弱化することによると考えられ，紫斑の増加を防ぐためにはステロイドの使用法を再検討する．ステロイドを投与されている高齢者皮膚にみられる紫斑は老人性紫斑とステロイド紫斑の両者が混在していると思しきケースが多く，しばしば区別が難しい．老人性紫斑は通常自覚症状を欠くが，外用ステロイドによる紫斑はかゆみを伴う皮膚疾患を基礎とすることが多いため，かゆみを訴えることがある．

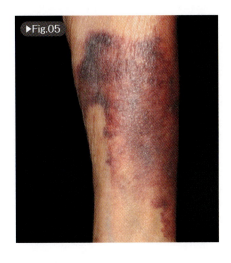

▶Fig.05

ステロイド紫斑(左前腕)．

▶Ehlers-Danlos 症候群

先天的なコラーゲン・細胞外マトリックスの異常により老人性紫斑と同様の皮膚脆弱性と紫斑・血腫形成をきたし得るが，Ehlers-Danlos 症候群では関節の異常伸展性や眼症状など種々の皮膚外病変を合併するため鑑別は容易と思われる．

▶アミロイドーシス

アミロイドが血管周囲へ沈着することで血管の脆弱化あるいは微小循環障害による紫斑をきたすことがあるが，やはり皮膚萎縮の有無が1つの鑑別点になると思われる．両眼瞼周囲に多い．

▶単純性紫斑

血管の脆弱性によると思われる．境界やや不明瞭な点状の紫斑で女性の下肢に好発する点や，皮膚萎縮を通常伴わない点が老人性紫斑とは異なる．自覚症状はなく，血管炎と異なり浸潤を触れず，血液検査上も異常所見を認めない．安静により自然消退するが色素沈着を残すことがあるため，ビタミンCなどの血管強化薬を投与することもある．

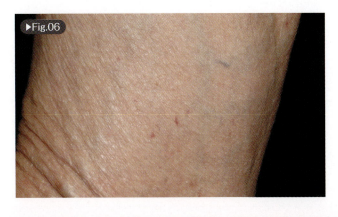

▶Fig.06

単純性紫斑(右下腿)．

4. 血管内圧上昇による紫斑

▶怒責性紫斑

咳込みや便秘の排便時の力みなどによる急激な静脈圧の上昇により，毛細血管が破綻し，内出血による小さな紫斑を生じた状態．毛細血管周囲の組織が密でないため，血管が破綻しやすい頸部や眼周囲を中心とした上半身に生じやすく，老人性紫斑の好発部位とは異なる．一過性の皮疹であるため，経過観察により徐々に改善する．

▶その他

血小板減少による紫斑（血小板減少性紫斑病〔Fig.07〕，DIC症候群など），凝固異常による紫斑（血友病，プロテインC欠損症など），蛋白代謝異常による紫斑（クリオグロブリン血症〔Fig.08〕など）でも紫斑をきたし得る．紫斑の性状そのものについては老人性紫斑と類似することはあるが，皮膚萎縮の有無，好発部位，そして皮膚外症状の有無で鑑別できる．

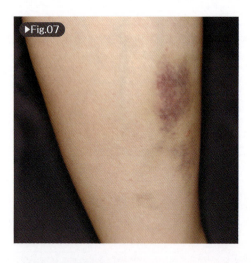

血小板減少性紫斑病（右下腿）．

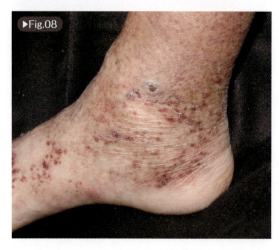

クリオグロブリン血症（右足首）．

第2章 紛らわしい皮膚病～どうも典型例ではないみたい…

どうもホクロではないみたい…

千葉大学医学部附属病院皮膚科　宮地秀明／千葉大学大学院医学研究院皮膚科学　外川八英

まずホクロ（母斑）の基本を押さえる

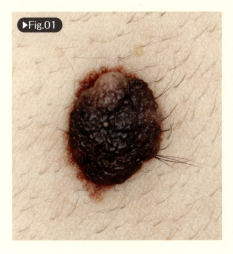
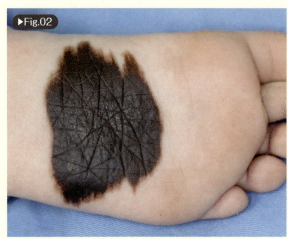

Fig.01：ホクロの臨床像の基本．
Fig.02：足底の中型（1.5 cm以上，20 cm未満）の先天性ホクロ．

- ホクロは未分化なメラノサイト系細胞である母斑細胞が増殖した疾患である．
- 母斑細胞の増殖する深さとメラニン産生能の違いによって，さまざまな色調を示し，時に色素が乏しいこともある．
- 大部分が出生時には存在せず，青年期・壮年期にかけて増加する，後天性の疾患である．
- 先天性のホクロは出生時から存在し成長に応じて増大する．1.5 cm以上の先天性のホクロは悪性黒色腫のリスクがあり，20 cm以上（巨大型）のホクロのうち数％で悪性黒色腫が発生するため慎重な経過観察ないし切除が必要である．まれに中枢神経症状を伴うこともある．
- ダーモスコピーが診断に有用である．

第2章 紛らわしい皮膚病～どうも典型例ではないみたい…

これがホクロの臨床像とダーモスコピー像だ！

　ホクロは良性疾患であるが，その臨床像は多彩である．悪性黒色腫が母斑の深部に発生することの多い先天性の大型のホクロを除き，先天性の小型のホクロや後天性のホクロにおいてダーモスコピーは悪性黒色腫との鑑別に有用である．

　ダーモスコピーでホクロを観察した場合，表皮内のメラニンは褐色〜黒色，真皮乳頭層では青灰色，網状層では青色を呈する．また，ホクロはメラノサイト系病変であることを反映して①網目状(reticular)パターン，②小点・小球(dots・globular)パターン，③線条(streaks)，④均一(homogenous)パターン，⑤掌蹠の平行(parallel)パターンの5種類の所見のうち，通常1〜2種類の所見がみられる．それぞれの構造が色・形を含め対称的に分布していることがホクロのダーモスコピー像の特徴である．なお，①〜⑤の各所見が3種類以上混在しても，対称な分布がみられる場合はsymmetric multicomponent patternと呼ばれ，良性（ホクロ）を示唆する所見である．

　また，わが国において受診患者が多い掌蹠のホクロでは，母斑細胞が皮溝の表皮突起に集まる傾向を反映して，皮溝平行(parallel furrow)パターンが観察される．

　なお，臨床の現場で良性のホクロと悪性黒色腫を鑑別するために，悪性黒色腫を疑わせる臨床像であるABCDE criteria，すなわち，(A) Asymmetery, (B) Borderline irregularity, (C) Color variegation, (D) Diameter greater than 6 mm, (E) Evolving lesion（経過中の大きさ，色，形の変化）を覚えておくことは重要である．また，ダーモスコピーにおける3 point checklistを活用することも有用である．悪性黒色腫ではホクロのダーモスコピー像と比べて多彩な所見や非対称性が観察される．3 point checklistでは，(1) 非対称性(asymmetry), (2) 非定型色素ネットワーク(atypical pigment network), (3) 青白色構造(blue white structure)の3項目のうち，2項目以上を満たす場合は悪性を疑う．初学者でも90％以上の高い感度をもつとされ，皮膚科医以外でも簡便に悪性黒色腫のスクリーニングが可能である．

　また，掌蹠の悪性黒色腫の平行パターンは良性のホクロの皮溝平行(parallel furrow)パターンとは反対に，皮丘部汗管付近に腫瘍細胞の増殖を伴うことを反映した特徴的な皮丘平行(parallel ridge)パターンを呈する．

　いずれの部位であっても，悪性黒色腫では腫瘍の厚さ(tumor thickness)が予後に関連する．悪性黒色腫か否かはっきりしない場合，隆起性の病変では早めに切除を検討するが，隆起のない斑状病変であればあせらず3カ月ごとに大きさ，色，形の変化を経過観察することが実践的である．

第2章 紛らわしい皮膚病〜どうも典型例ではないみたい…

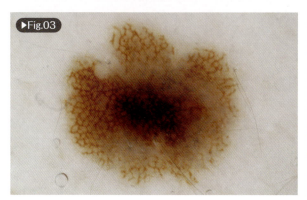

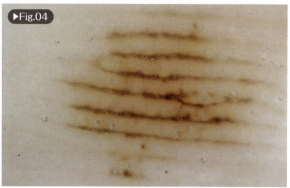

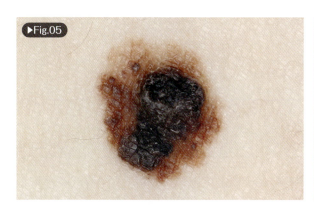

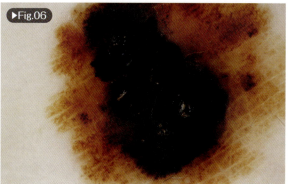

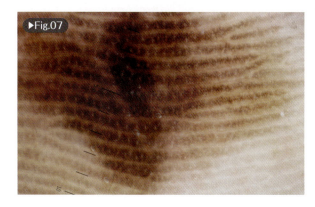

Fig.03：体幹のホクロのダーモスコピー像．均一な網目状（reticular）パターン．
Fig.04：足底のホクロのダーモスコピー像．皮溝平行（parallel furrow pattern）パターン．
Fig.05：悪性黒色腫の臨床像．
Fig.06：悪性黒色腫のダーモスコピー像．
Fig.07：踵の悪性黒色腫のダーモスコピー像．皮丘平行（parallel ridge）パターン．

第2章 紛らわしい皮膚病～どうも典型例ではないみたい…

❗ ホクロに見えるけどなんか違う

▶青色母斑

　多くは乳幼児期から学童期に生じ，直径10 mm以下の青色～黒色調のやや硬い小結節やしこりであり，一般的には発育は緩徐である．病理組織学的に真皮中層を中心にメラニン産生能力の高い紡錘形の真皮メラノサイトが腫瘍性に増殖し，粗大なメラニンを有するメラノファージを伴う疾患である．真皮深くにメラニンが存在することを反映して，病変が青色調に観察される．

　ダーモスコピー像は均一な青い色調(homogeneous blue pigmentation)が特徴的である．真皮に浸潤した悪性黒色腫の所見であるblue white veilと比較して，色調が一様で無構造な青色の所見であるが，鑑別が難しい症例もある．青色母斑は悪性化するリスクがある疾患であるため，すべて摘出して病理組織学的な良悪性の評価と断端陰性を確認することが望ましい．

　また悪性黒色腫の皮膚(in-transit)転移のうち，皮下の病変は青色母斑と類似した臨床像，ダーモスコピー像を呈する．

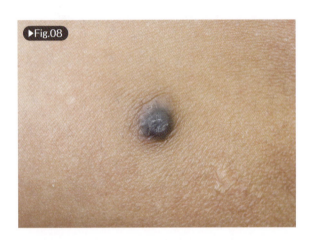
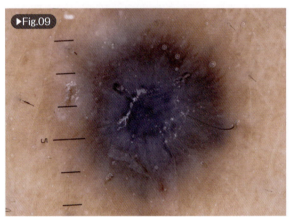
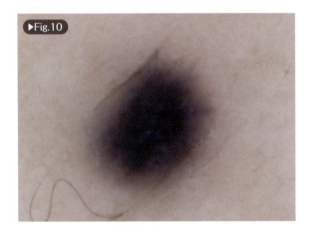

Fig.08：青色母斑の臨床像．
Fig.09：青色母斑のダーモスコピー像．
Fig.10：悪性黒色腫の皮膚(in-transit)転移のダーモスコピー像．

▶ブラックヒール

　歩行や運動などの外的刺激に伴う点状出血が，厚い角層に覆われた足底に生じた状態である．足底の末端黒子型悪性黒色腫との鑑別が必要となる．肉眼では黒色調にみえるが，ダーモスコピーを用いることで出血を示す赤青色～赤黒色調均一領域(red-bluish to reddish-black homogeneous areas)が確認しやすくなる．また，皮丘部に一致して小球構造がみられ悪性黒色腫を示唆する皮丘平行パターンと間違えやすいが，小球構造を詳しく観察すると境界明瞭な赤色調の成分が確認される．これが皮丘部の小石(pebbles on the ridges)と呼ばれるブラックヒールの所見である．

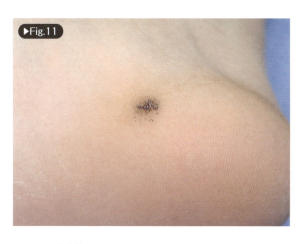
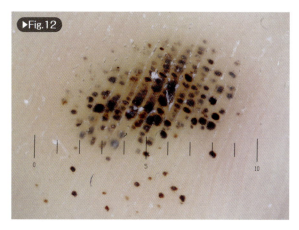

Fig.11：臨床像．
Fig.12：ダーモスコピー像．

▶グロムス腫瘍

　おもに指趾に出現する激しい圧痛を伴う紅色や青色の腫瘤である．外的刺激のほか，夜間や寒冷曝露時に疼痛が発作性に増強することがある．皮膚の小動静脈吻合部に存在するグロムス細胞が増殖した良性の過誤腫である．爪甲下に出現することが多く，爪下外骨腫との鑑別が必要である．通常は単発だが多発している場合は海綿状血管腫や青色ゴムまり様母斑症候群と鑑別する．

　ダーモスコピーでは白色や紫色の無構造領域を呈するという報告が散見されるが，特異的なダーモスコピー所見は確立されていない．しかしながら，爪下のホクロや出血の除外には有用である．

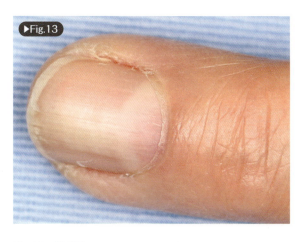
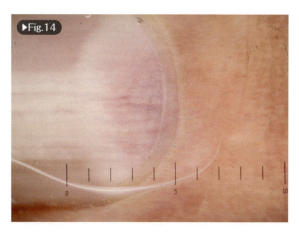

Fig.13：臨床像．
Fig.14：ダーモスコピー像．

第2章 紛らわしい皮膚病〜どうも典型例ではないみたい…

84 どうも水虫ではないみたい…

東京女子医科大学皮膚科　**常深祐一郎**

まず水虫（足白癬）の基本を押さえる

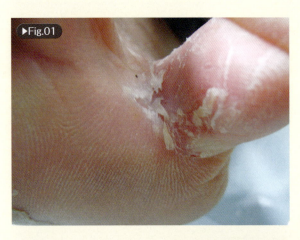

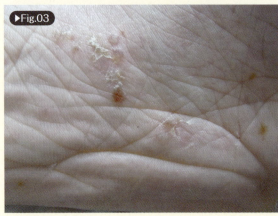

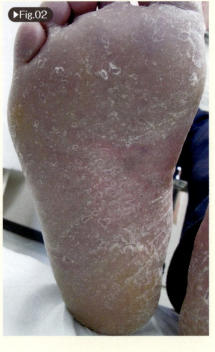

Fig.01：趾間型．趾間に浸軟した鱗屑がみられる．
Fig.02：角質増殖型．足底全体に鱗屑を伴って過角化を生じている．
Fig.03：小水疱型．水疱とそれが乾いて破れた鱗屑が混在する．

- 白癬は，白癬菌が皮膚の角層やその変化した爪や毛髪に感染する感染症である．感染する部位によって特徴があるため，部位による分類がなされる．そのなかで最も多いのが，足白癬である．
- 足白癬には趾間に浸軟や鱗屑を生じる趾間型，足底に鱗屑や小水疱を生じる小水疱型，足底が過角化をきたす角質増殖型がある．もちろん，これらが混在することもある．

第2章 紛らわしい皮膚病〜どうも典型例ではないみたい…

❗ 水虫は見ためで見分けられるか？

　水虫類似の疾患は多数ある．結論からいうと，臨床像だけで足白癬と足白癬類似の疾患を区別することは難しい．経験を積んだ皮膚科専門医といえども困難である．そのため，必ず検査をする必要がある．検査で最も汎用されているのが直接鏡検である．

❗ これが直接鏡検だ！

①検体の採取方法
　摂子や剪刀などを用いて鱗屑や水疱などの病変を検体として採取する．足白癬では小水疱からの検出率が高い．水疱蓋を剪刀で切り取って鏡検する．破れた水疱の周囲に付着している鱗屑もよい．鱗屑は完全に浮き上がっていないものを剥がしとる．趾間では浸軟せず乾いていてまだ皮膚に付着している鱗屑を検体とする．足底の過角化は検出率が低いので多く採取する．

②観察
　検体をスライドグラスに載せる．カバーグラスをかけて，隙間からKOH溶液（ズーム®〔久光製薬〕）を滴下する．検体が溶解したところで，カバーグラスの上から検体を軽く押しつぶして薄くし，顕微鏡で観察する．顕微鏡の設定は絞りは絞って，コンデンサーは下げる．対物レンズは10倍がよい．接眼レンズと合わせて100倍となる．この倍率が視野もある程度広く，また菌要素の形態も認識できる．

③観察される菌要素
　鏡検では菌糸や数珠状につながった分節胞子がみられる．

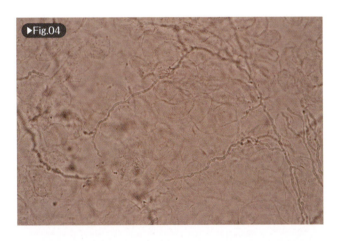

菌糸．ところどころで分岐する．

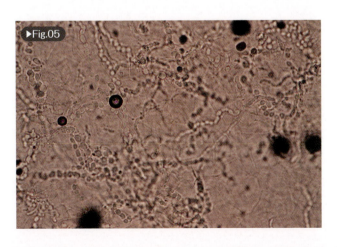

分節胞子．菌糸がくびれて数珠状に一列につながる．

第2章 紛らわしい皮膚病〜どうも典型例ではないみたい…

❗ 水虫に見えるけどなんか違う

「なんか違う」と書いたが，実際には「水虫だと思ったけれども違った」，「水虫ではないと思ったけれども水虫だった」・・・・「ちゃんと検査してよかった！」ということが多々ある．つまり，検査をしなければなかなか区別は難しいわけである．ここでは水虫類似の疾患を供覧する．

▶異汗性湿疹（汗疱状湿疹）

手掌と足蹠を主体とする湿疹で小水疱が多発して，数週間で落屑することをくり返す．時に大型の水疱を形成することがある．発汗で増悪することが多く，初夏から夏季によくみられる．全身型金属アレルギーが関与していることがある．

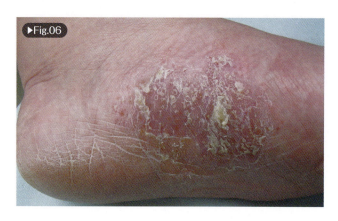

異汗性湿疹．小水疱と鱗屑が混在する．

▶掌蹠膿疱症

手掌と足蹠に水疱や膿疱が生じ，次第に乾固して剥離するということをくり返す慢性疾患である．爪甲下に膿疱ができ，爪甲が変形することもある．膿疱は無菌性である．掌蹠以外にも，上肢や下肢に，掌蹠外病変と言われる乾癬類似の落屑性紅斑がみられることがある．扁桃腺炎や齲歯，歯周囲炎などの病巣感染，喫煙や歯科金属アレルギーの関与も指摘されており，病巣感染の治療や禁煙，歯科金属除去によって改善する場合もある．関節炎を伴うことがあり，胸肋鎖関節に頻度が高い．

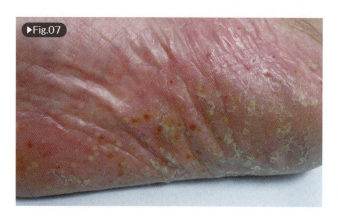

掌蹠膿疱症．膿疱，乾固した褐色の膿疱蓋，鱗屑が混在する．

第2章　紛らわしい皮膚病〜どうも典型例ではないみたい…

▶尋常性乾癬

　尋常性乾癬は手掌や足蹠を冒すことがあり，手掌足蹠に限局することもある．過角化や鱗屑を伴う紅斑となる．しばしば爪病変を伴う．

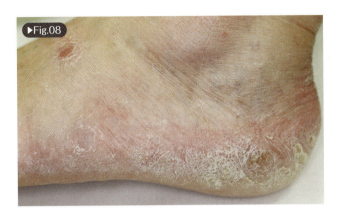

尋常性乾癬．足底から足縁に厚い鱗屑をつける紅斑があり，足背や足関節にも紅斑がみられる．

▶紅色陰癬

　グラム陽性桿菌 *Corynebacterium minutissimum* によって生じる皮膚の細菌感染症で，間擦部に好発する．鼠径部や腋窩，女性の乳房下部，肛門周囲，趾間などに生じる．肥満や糖尿病，多汗で発症しやすい．境界明確で軽度の鱗屑を付着する淡紅褐色斑である．趾間では浸軟することもある．股部白癬や陰嚢湿疹等との鑑別が必要で，病変部にウッド灯(紫外線365nm)を照射すると桃色〜サンゴ紅色蛍光を発することで区別できる．治療はエリスロマイシンやテトラサイクリンの内服，エリスロマイシンやテトラサイクリン，クリンダマイシン，ゲンタマイシン，イミダゾール系抗真菌薬の外用も効果がある．ただし，再発は多い．

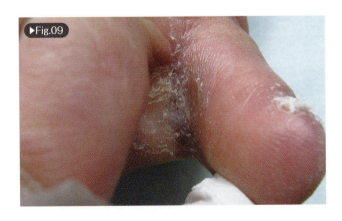

紅色陰癬．趾間に軽度の紅斑があり，鱗屑を伴う．

第 2 章　紛らわしい皮膚病〜どうも典型例ではないみたい…

▶接触皮膚炎

　紅斑や小水疱を生じる．足底や趾間に鱗屑等があれば患者が「水虫」と自己判断してさまざまな外用薬や消毒薬を塗布していることは少なくないが，それらによって接触皮膚炎を起こしていることがある．接触皮膚炎を起こした際に，患者は「水虫が悪くなった」と考えて，さらに外用を継続し，ますます悪化させていることがある．塗布している部分に生じるため，比較的境界明瞭である．ステロイド外用薬を塗布して接触皮膚炎を治癒させ，もともとあった病変が何であるか考えることになる．

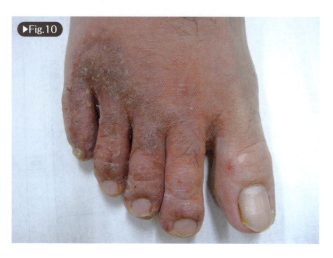

接触皮膚炎．小水疱を伴うびまん性紅斑が趾背や足背に及んでいる（患者が自己判断で OTC 外用薬を塗布していた）．

▶掌蹠角化症

　掌蹠に角化をきたす疾患群である．遺伝性で先天性のものと遺伝性のない後天性のものがある．後天性のものは悪性腫瘍に伴って生じることが多い．掌蹠角化症の多くは遺伝性のもので，さまざまな病型があり，遺伝形式や角化の程度や分布が異なる．臨床像，合併症状，遺伝形式，病理組織，遺伝子検索等を総合して診断する．

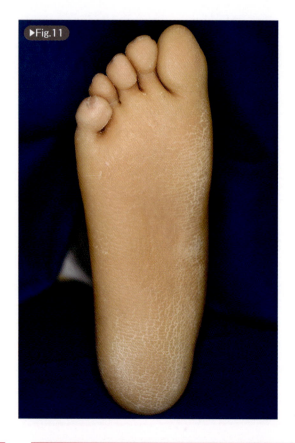

掌蹠角化症．黄色の著明な過角化がびまん性に広がっている．

▶ pitted keratolysis

　和訳は「点状角質融解症」であるが，あまり使用されていない．足底に小さな点状陥凹が多発する．虫食い状に癒合することもある．Corynebacterium 属や Streptomyces 属などの細菌が角質で繁殖し，角質溶解酵素を分泌して角質を溶解することで，小さな陥凹となる．治療は抗菌薬の外用である．

▶ 手足口病

　エンテロウイルスの感染症で，口腔粘膜および手掌や足蹠などに水疱を生じる．水疱は，楕円形で，長軸が皮膚紋理に沿っている．下腿や大腿，臀部，前腕など手掌足蹠以外の皮膚に水疱を生じることもまれではない．成人の手足口病も珍しくない．

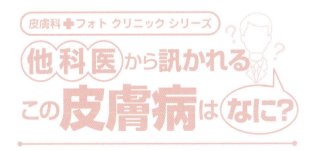

第2章 紛らわしい皮膚病～どうも典型例ではないみたい…

89 熱傷でもないのに水疱が…

大阪市立大学大学院医学研究科皮膚病態学　野間直樹／鶴田大輔

まず熱傷の基本を押さえる

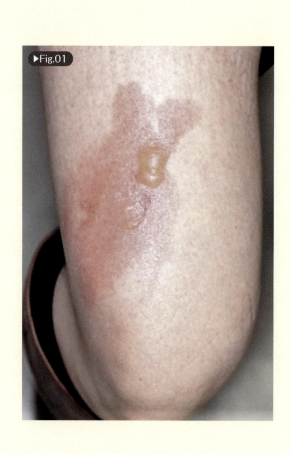

- はっきりとした受傷の原因があり，受傷部位に一致して紅斑や浮腫，水疱形成等がみられる．
- 熱傷の深度によってⅠ度～Ⅲ度まで分類されており，Ⅰ度では有痛性紅斑と浮腫，浅達性Ⅱ度では水疱形成と鋭い痛み，深達性Ⅱ度では痛みが鈍くなり，Ⅲ度では表皮が白色や褐色に変化し疼痛が消失する．
- 浅達性Ⅱ度熱傷までは瘢痕を残さずに治癒するが，深達性Ⅱ度熱傷になると，瘢痕を残し，治療期間も長期となる．
- とくにⅡ度は受傷直後であると，正確に深度を判定することが難しい．浅達性Ⅱ度と考えていると，深達性Ⅱ度となることもあるため，こまめに診察をすることが重要である．
- 深さだけでなく範囲も重要であり，手のひらを体表面の1%として，Ⅱ度熱傷では10%以上，Ⅲ度熱傷では2%以上あると入院治療の適応となる．

第2章 紛らわしい皮膚病～どうも典型例ではないみたい…

❗ これが熱傷だ！

熱傷は患者から受傷の原因を聞き取り，範囲や深達度を判断することが重要である．また，受診までの冷却がのちの深達度に影響を与えるため，応急処置の有無を確認する必要がある．

▶ Ⅱ度熱傷

バーベキュー中に受傷．受傷部位に一致して緊満性の水疱がみられる．基本的に水疱は破らず，保湿して創傷被覆材などで保護を行う．感染徴候がみられれば，水疱や壊死物質は除去し，外用抗菌薬等を使用する．

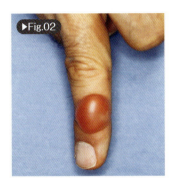

▶ Ⅱ度熱傷（周囲Ⅰ度熱傷）

コーヒーをこぼしたことによる熱傷．水疱が破れ，びらんの形成がみられる．洗浄を行い，保湿と保護を行う．

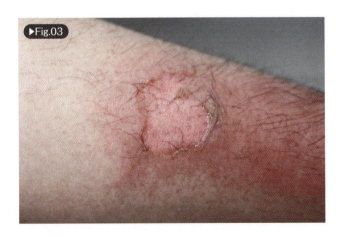

▶ Ⅰ度～Ⅱ度熱傷

鉄板に触れたことによる熱傷．中央部水疱が自壊している．

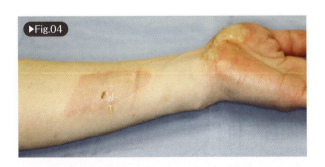 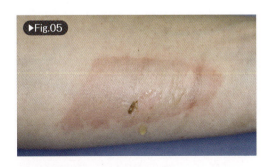

▶低温熱傷

　長時間ストーブにあたっていたことによる低温火傷（Fig.06）．糖尿病による末梢知覚神経障害により，気付かぬ間に受傷していることがある．受傷直後は浅くみえたとしても深達性熱傷に移行することが多く，注意深く経過をみる必要がある．

　下腿にカイロを長時間貼ったことによる低温熱傷（Fig.07）．貼付部位に一致して，紅斑と水疱形成がみられている．

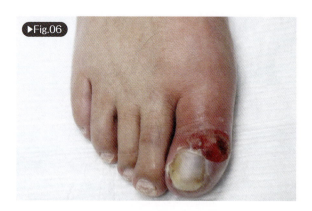

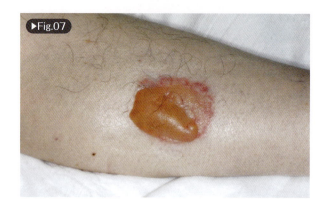

第2章 紛らわしい皮膚病〜どうも典型例ではないみたい…

⚠ 水疱があるけどなんか違う

水疱がみられるが，熱傷のように受傷機転がないとき，その他の疾患を考えることが重要である．

▶ 水疱性類天疱瘡

　高齢者に好発し，全身に浮腫性紅斑や緊満性の水疱を生じる．瘙痒を伴うことが多く，神経疾患を合併していることがある．血液検査にて抗BP180抗体の検出，皮膚生検，蛍光抗体直接法による確定診断を行う．病変が限局した軽症例は，ステロイド外用やニコチン酸アミドとテトラサイクリンの併用療法のみで治療可能なこともあるが，基本的にはステロイドの内服を行う．

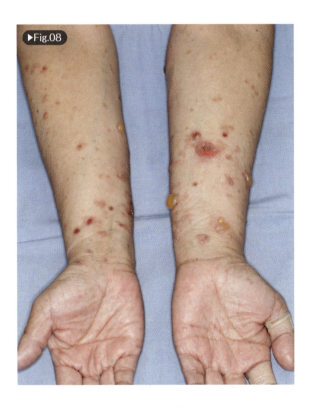

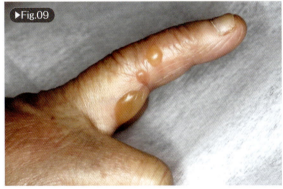

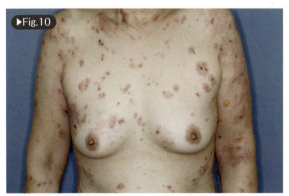

第2章 紛らわしい皮膚病〜どうも典型例ではないみたい…

▶糖尿病性水疱

　糖尿病を罹患している患者の下腿，踵，足縁，足趾などに突然緊満性水疱や血疱が生じることがある．微小循環障害による低栄養，低酸素状態により水疱が生じる．また，圧迫による機械的刺激も一因である．自然治癒することも多いが，難治性の潰瘍に進展することもある．同一部位や部位を変えて再発することが多い．

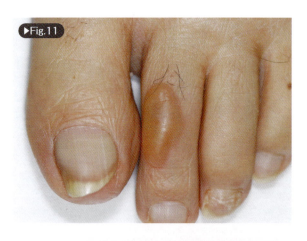

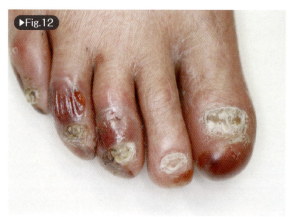

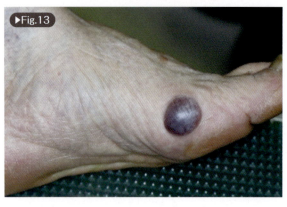

▶手足口病

　夏季に多く，おもに小児の手，足，口に小水疱を生じ，成人でも発症することがある．2〜3mm程度の楕円形の小水疱が特徴で，臀部に生じることもある．口腔内は口腔粘膜や舌にアフタ，小潰瘍を形成し疼痛が強い．患者の約半数では1〜2日間の発熱，感冒様症状が先行する．潜伏期間は3〜5日であり，皮膚症状は1週間ほどで治癒する．治療は経過観察でよいが，疼痛による経口摂取困難がある場合は補液などを行う．

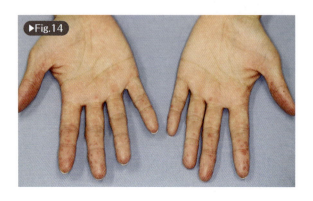

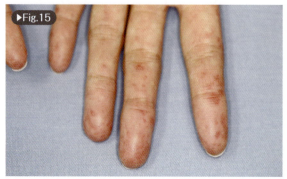

▶水痘

　水痘・帯状疱疹ウイルス (VZV) の初感染により生じる．小児がほとんどであるが，成人例が増加している．発熱とともに，全身に紅暈を伴う小丘疹が出現し，小水疱，膿疱，痂皮と進行する．水疱は体幹に多くみられ，頭皮，口腔粘膜，結膜にも形成する．皮疹はかゆみを伴うことが多い．次々に新しい皮疹が出現するため，新旧の皮疹が混在することが特徴である．潜伏期は2〜3週間ほどであり，症状出現後10日前後で自然治癒する．小児では対症療法を行うことが多いが，成人発症例は重症化しやすく抗ウイルス薬を投与する．学校保健安全法により，すべての発疹が痂皮化するまで出席停止とされている．

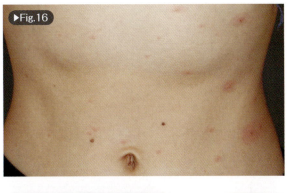

▶Fig.16

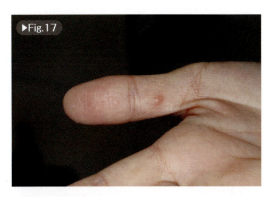

▶Fig.17

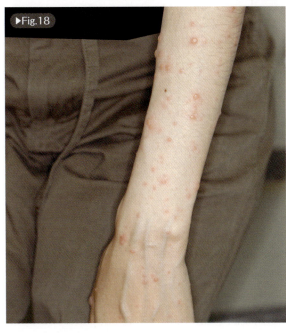

▶Fig.18

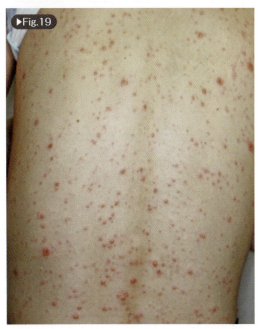

▶Fig.19

Fig.018, Fig.019：重症例．

第2章 紛らわしい皮膚病～どうも典型例ではないみたい…

88 シミを区別する

葛西形成外科　**葛西健一郎**

❗ まずシミの基本を押さえる

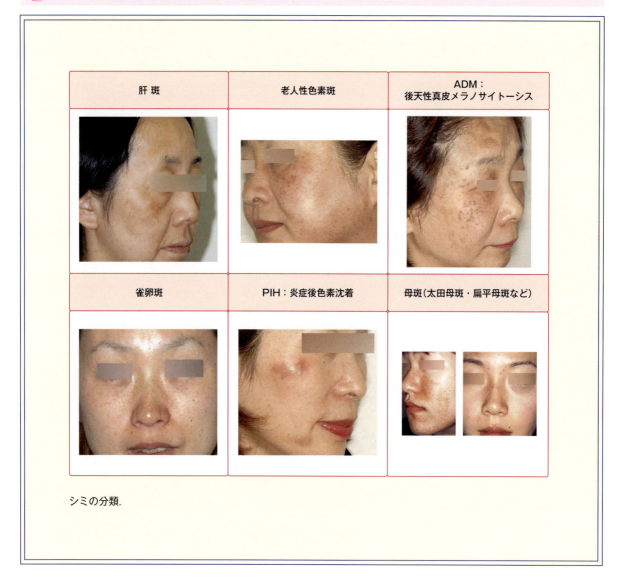

シミの分類.

- この6疾患は，発生原因・出現時期・消退の有無・各種治療に対する反応性が，それぞれまったく異なる．
- それゆえ，1人の患者の各病変を的確に診断することが，正しい治療を組み立てるうえで重要である．
- 患者本人の述べる発症のきっかけは，あてにならないことも多い（本人が外傷のあと出現したといっても実は母斑であったということもよくある）．
- 結局一番頼りになる鑑別診断ポイントは，シミの部位と分布パターンである．次に重要なのは出現時期と増強パターンである．
- とくに鑑別診断が難しいシミは，肝斑と(多発)老人性色素斑とADM(後天性真皮メラノサイトーシス)の3種である．

第2章 紛らわしい皮膚病～どうも典型例ではないみたい…

これが肝斑だ！

- 肝斑は皮膚を「擦る」ことと関係が深いため，下に骨がある部位に好発する．一番多いのは頬骨部だが，前額部・上口唇・下顎骨部にも発生する．下床が柔らかい上下眼瞼や，軟骨でできている鼻の下半分，毛が生えていて肌を擦れない眉毛部と頭髪部生え際には発生しない．
- 肝斑の病変は，必ず「連続」している．多発性老人斑は病変同士が必ず「離れて」いるのと好対照である．
- 肝斑は，炎症が併存しているため，色調がわずかに赤みを帯びていることが多い．肝斑は比較的短期間に増悪することがある（短い場合は1〜2カ月で増悪）．
- 肝斑病変部はバリア破壊が起こっているので，かぶれ・カサつき・かゆみなどの肌トラブルを訴える患者が多い．
- 肝斑患者は化粧をきっちり落とさないと気が済まない「気まじめ」な性格が多い．顔を洗わないで寝ても平気な「ずぼら」な性格の人には肝斑は発生しにくい．
- 肝斑の治療としては，患部を少しでも刺激するものは好ましくない．美白剤は一定の効果があるだろうが，刺激で炎症を増悪し結局逆効果になることもある点に注意を要する．筆者は，肌につけるものすべてをできるだけ減らして，肌を擦らないように指導する「保存的治療」を推奨する．トラネキサム酸内服は有効．肝斑には，昨今流行のレーザートーニング，ピコトーニングを含め「あらゆるレーザー治療が絶対禁忌」である点に留意するべきである．

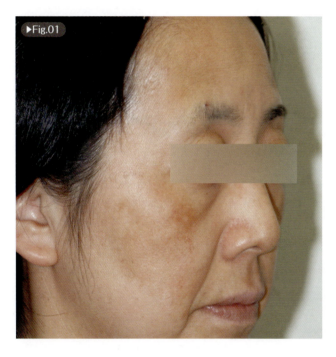

▶Fig.01

頬部肝斑（前額部と上唇にも薄く存在する）．

第2章 紛らわしい皮膚病〜どうも典型例ではないみたい…

これが老人性色素斑だ！

- 老人性色素斑は，1cm以上の大きさになれば診断に迷うことはないが，小さな病変が多発している場合に肝斑・ADMと間違いやすい．鑑別のポイントは，病変同士が連続しないで「離れている」こと，そして病変が大小不同で「ランダムに散っている」ことである．
- 雀卵斑は頭髪生え際を避けるが，老人性色素斑は生え際頭髪内にも発生する．
- 最近「色が濃くなった」「サイズが大きくなった」ことを確認して，母斑を老人性色素斑と誤診することを防ぐとよい．母斑は色・形が変化しない．
- 病変の一部が隆起して，脂漏性角化症に変化しつつあることが確認できれば老人性色素斑の診断は間違いないといえる．ADMや肝斑が脂漏性角化症に変わることはない．
- 老人性色素斑は炎症を起こして急に赤くなったり濃くなったりすることがある．とくに日焼けで急に濃くなったりすることがある．しかし，日焼けが褪めると薄くなる．
- 老人性色素斑の治療としては，高出力レーザーで完全除去することが望ましい．筆者はQスイッチルビーレーザーを推奨する．

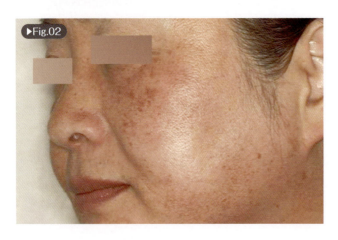

▶Fig.02

頬部多発老人性色素斑．

これがADM（後天性真皮メラノサイトーシス）だ！

- ADMは，特徴的な6部位のうちのいくつかの部位に現われる．両側対称に出現することが多い．
- 頬骨部・上瞼外側・鼻翼の病変は，数mm大の比較的大きさの揃った小斑状の分布を呈する．
- ほかのシミが「茶色い」のに対して，ADMは真皮メラノサイトーシスなので，やや「グレー」にみえることが多い．
- ADMはゆっくり濃くなるが，薄くなることはない．また日焼けにより濃くなることは少ない．
- ADMの治療は，Qスイッチレーザーまたはピコ秒レーザーの高出力照射が著効を示す．ロングパルスレーザーやIPL治療は無効．ADMに有効な外用・内服薬はない．筆者はQスイッチルビーレーザーを推奨する．

第 2 章　紛らわしい皮膚病〜どうも典型例ではないみたい…

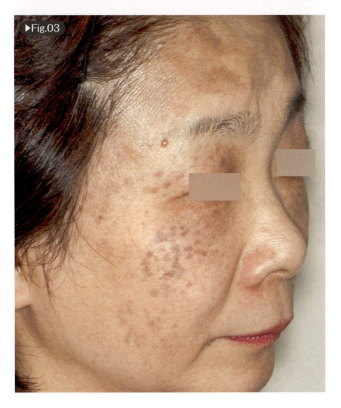

▶Fig.03

頬骨部・額外側・上瞼外側の ADM.

▶Fig.04

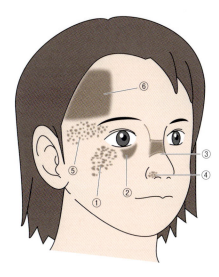

①頬骨部（小斑）　　85%
②下眼瞼（びまん）　24%
③鼻根部（びまん）　 7%
④鼻翼（小斑）　　　14%
⑤上瞼外側（小斑）　11%
⑥額外側（びまん）　28%

ADM の分布範囲．
（葛西健一郎．シミの治療―このシミをどう治す―第 2 版．東京：文光堂；2015．より引用）

第2章 紛らわしい皮膚病〜どうも典型例ではないみたい…

❗ そのほかのシミ

▶雀卵斑（そばかす）

　鼻を中心に両側頬部・下眼瞼（時に上眼瞼・上口唇までも）に，1〜3mm大の小斑が多発する．学童期に発症し，日焼けしなくなる成人期以降は軽快することが多い．レーザー，IPL治療が有効だが，日焼けすると再発するので，厳重な遮光が一番重要である．雀卵斑は頭髪生え際を避けるのが特徴．

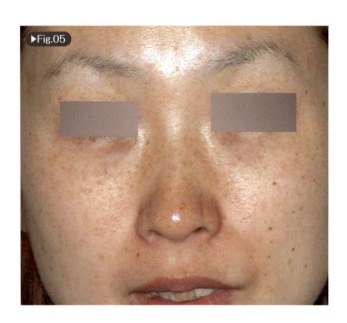
▶Fig.05

▶外傷によるPIH（炎症後色素沈着）

　外傷・熱傷・各種炎症のあとに色素沈着をきたすことがある．患者がそのエピソードを語ってくれるので，診断は容易である．PIHは，何も治療しなくても，顔面の場合半年程度で自然消退する．患者が気にしすぎて美白剤などをくり返し擦り込むことによって，刺激で炎症が持続してしまい，治癒を遅らせていることが多い．そこで筆者は，患者を定期的に来院させ，美白剤・日焼け止めを含むあらゆる「塗るもの」を禁止してなるべく患部を触らないことを徹底するように患者教育を行う「積極的無治療」を行い，好結果を得ている．

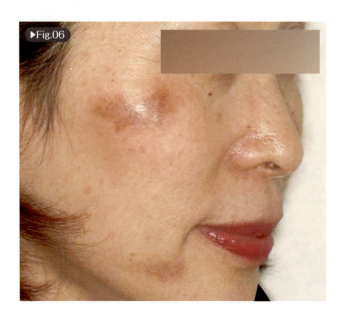
▶Fig.06

▶頬部・口唇部扁平母斑(Fig.07)・左下眼瞼太田母斑(Fig.08)

各種母斑を患者はシミと考えて来院する．患者に「このシミを治してください」と言われたときに，われわれ医師が母斑である可能性を忘れてシミだと思い込んでしまう危険性がある．シミを診断する際には，常に母斑の可能性を念頭に置いておく必要がある．大きな色の濃い母斑を間違うことはないだろうが，小範囲の色の薄い太田母斑や扁平母斑を誤診しやすい．

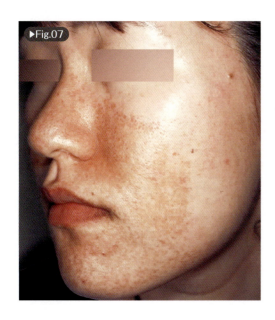
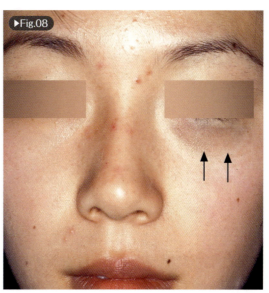

⚠ 不適切な治療でシミの病像が修飾されることがある

不適切な治療を受けたことによって，病像が変化して原疾患の特徴が失われていることがあるので注意を要する．写真の患者は他院で肝斑に対するレーザートーニング(低フルエンスQスイッチNd：YAGレーザー治療)を受けて病変が不規則なまだら状になり白斑形成もきたしている．誤った治療を行わないことが一番重要だが，誤った治療により修飾された病状の患者が来ても対応できる診断力をもつことが望ましい．

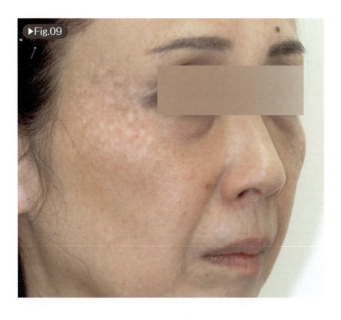

レーザートーニングによって増悪・白斑形成した肝斑．

第2章 紛らわしい皮膚病～どうも典型例ではないみたい…

❗ シミの治療を組み立てる

　同一患者が複数種類の病変をもっている場合には，それぞれの病変の性質をよく考えて，治療の順序を組み立てる必要がある．

　下の写真は筆者の治療例である．治療前（Fig.10），頬骨部と上瞼外側に小斑状の，前額外側と下眼瞼にびまん状の，やや灰褐色の色素斑を認める．ADMである．しかし，頬部全体の地肌の色がまわりより濃い．肝斑を合併していると考えられる．レーザーでしか取れないADMとレーザー禁忌の肝斑が同一部位に合併しているので対応が難しい．こういう場合には，まず保存的治療（トラネキサム酸内服併用）を行って肝斑を薄くしてから，4カ月後にADMに対するQスイッチルビーレーザー治療を1回行い，略治に至った（Fig.11）．

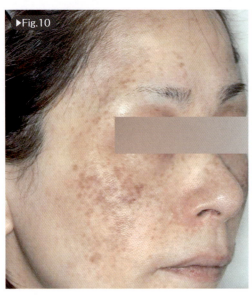
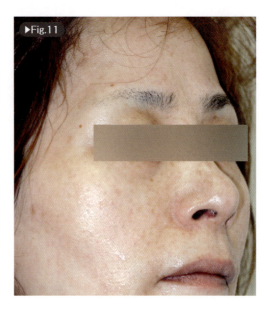

Fig.10：肝斑＋ADM　治療前．
Fig.11：治療後．

治療前(Fig.12)，頬部全体に小色素斑が散在して一部隆起しているものもある．多発性老人性色素斑である．しかし，下眼瞼外側の頬骨縁のところに帯状に連続した色素斑がある．肝斑である．レーザー治療が望ましい老人性色素斑とレーザー禁忌の肝斑が混在しているので，組み立てを考えることになる．肝斑のある部分とその近くはレーザー治療ができないため，まず保存的治療を開始する．そして，肝斑が薄くなるまでの時間を利用して肝斑から離れた頬下部やコメカミ部の老人性色素斑をレーザーで除去する．多数の病変なので，数回に分けて治療しなければならないので時間がかかってちょうどよい．最後に肝斑が薄くなったところで下眼瞼〜頬骨部の老人性色素斑をレーザー治療して治療完了(Fig.13)となる．あとは肝斑を再発させないために肌を擦らないように患者指導を十分に行うことである．シミ治療の醍醐味は，各病変を的確に診断して治療を組み立てて，それが見事成功したときに味わえる．

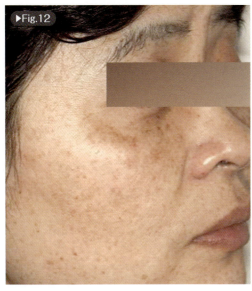
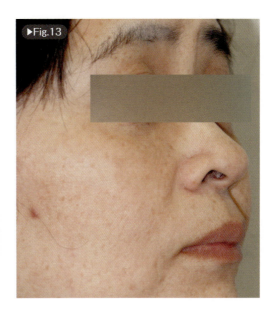

Fig.12：肝斑＋老人性色素斑　治療前．
Fig.13：治療後．

第2章 紛らわしい皮膚病〜どうも典型例ではないみたい…

88 脱毛をどう区別する

産業医科大学皮膚科　中村元信

まず円形脱毛症の基本を押さえる

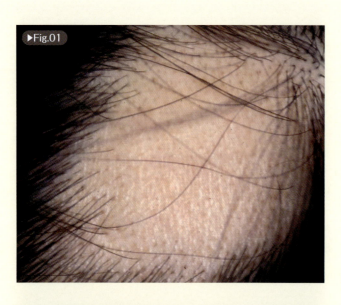

円形脱毛症臨床所見．完全脱毛斑．

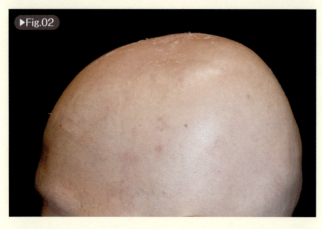

全頭型脱毛症．

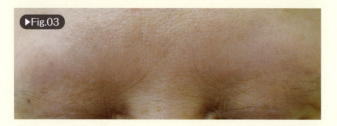

汎発型脱毛症．眉毛が脱毛している．

- 脱毛症には円形脱毛症のほかさまざまな脱毛症があり，まず円形脱毛症の基本を押さえることが肝要である．
- 円形脱毛症は毛器官に対する自己免疫疾患である．短い毛幹の毛器官にも，長い毛幹の毛器官にも免疫作用が働き，脱毛するため，完全脱毛となる．1本1本が細く薄くなり軟毛化が起こる男性型脱毛症や抜けやすい長い毛のみ少なくなり不完全脱毛をきたすトリコチロマニアとはこの点が違う．
- 円形脱毛症は前頭部，後頭部，側頭部のどの部位にも起こり得る．一方，男性型脱毛症は前頭部や頭頂部に好発し，側頭部，後頭部には生じにくい．
- 円形脱毛症は単発で起こることが最も多いが，多発することや全頭部に及ぶ全頭型や，眉毛，睫毛も脱毛する汎発型，側頭部から後頭部の生え際が脱毛する蛇行型などもある．
- 脱毛斑の中に根元の細い感嘆符毛，短く切れた切断毛，毛孔内の塊状萎縮毛である黒点が観察される．
- 単発型の円形脱毛症は，自然治癒することも多く，発症から数カ月後に受診する症例では脱毛斑から細い毛がすでに生えてきていることも多いが，患者の肉眼ではみつけにくく，まったく治っていないと訴えることがよくみられる．
- 多発型の円形脱毛症で脱毛斑の周囲が引っ張って抜けやすい場合は，進行性で全頭型脱毛に進むことがあるので，副腎皮質ステロイド全身投与など強い治療が必要な場合もある．

❗ ダーモスコピー（トリコスコピー）が診断の一助となる

ダーモスコピーでは黄点(yellow dot)，黒点(black dot)，tapering hair などの所見がみられる．

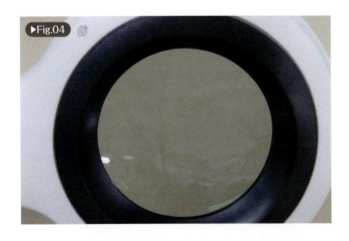

ダーモスコピー．

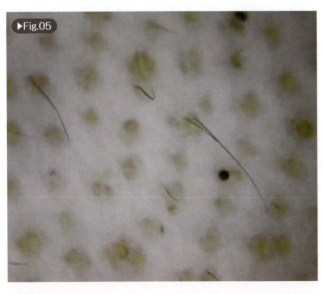

円形脱毛症ダーモスコピー所見．黄点，黒点が観察される．

第2章 紛らわしい皮膚病～どうも典型例ではないみたい…

❗ 円形脱毛症に見えるけどなんか違う

「円形脱毛症の基本」に合致しないときは,「円形脱毛症以外の脱毛症ではないか？」と疑うことが大切である．円形脱毛症でなければ, 治療法, 対処法も異なるため, この鑑別は重要である．

▶ 男性型脱毛症

男性型脱毛症はテストステロンから5α-還元酵素で生じるジヒドロステロンにより生じる．前頭部, 頭頂部が軟毛化するが, 側頭部, 後頭部が脱毛することが少ないのが, 円形脱毛症との大きな違いである．放置すると悪化し, 自然治癒しないのも円形脱毛症との鑑別点である．5α-還元酵素阻害薬のフィナステリドやデュタステリド内服やミノキシジルの外用で治療を行うが, いずれも保険収載されていない．

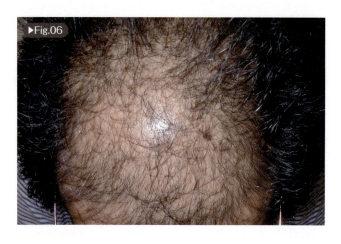

男性型脱毛症. 前頭部, 頭頂部が軟毛化.

▶ トリコチロマニア

トリコチロマニアは自分で毛髪を引き抜いてしまうため生じ, 心理的問題を抱えていることが原因となる．長い毛は自分で抜けるものの, 短い毛は抜きにくいため, トリコチロマニアでは利き手側の側頭部に短い毛のみ残る不完全脱毛斑を生じることが多い点が円形脱毛症との鑑別点となる．トリコチロマニアでは必要に応じ, 心療内科などでカウンセリングなども行ってもらう．

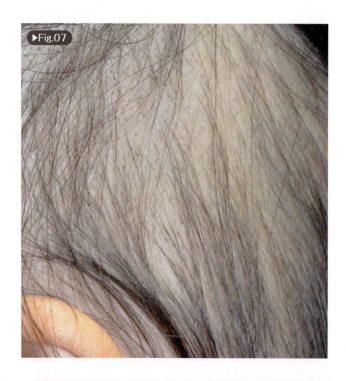

トリコチロマニア. 短い毛のみ残る不完全脱毛斑.

第2章 紛らわしい皮膚病〜どうも典型例ではないみたい…

▶ケルズス禿瘡

　頭部の白癬にステロイド外用薬などの誤用によって真皮の炎症が起き，膿疱や膿瘍が出現する．犬や猫から*M. canis*などが感染することで生じることも多いため，患者からペットの飼育歴を聴取することが大切である．膿疱，膿瘍があること，瘢痕性脱毛を示すことが円形脱毛症との鑑別点で，確定診断は真菌の検鏡あるいは培養により証明できる．治療は抗真菌薬の内服が主体となる．

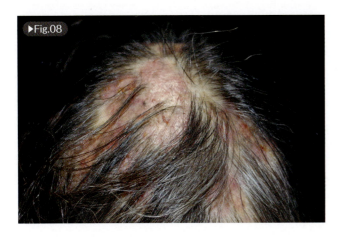

ケルズス禿瘡．膿疱と瘢痕性脱毛．

▶先天性三角形脱毛症

　先天性三角形脱毛症は幼少時に発症し，前頭部あるいは側頭部に生じる三角形の不完全脱毛斑である．円形脱毛症との鑑別点は不完全脱毛斑であり，ダーモスコピーでは軟毛が観察される点，自然治癒やステロイド外用に反応しない点が挙げられる．有効な治療法は知られていない．

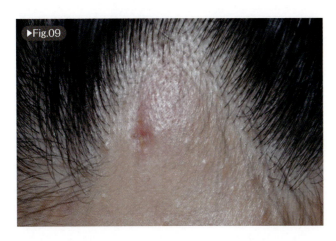

先天性三角形脱毛症．

第2章 紛らわしい皮膚病～どうも典型例ではないみたい…

88 みんな白なまず？

谷岡皮フ科クリニック　**谷岡未樹**

まず尋常性白斑（白なまず）の基本を押さえる

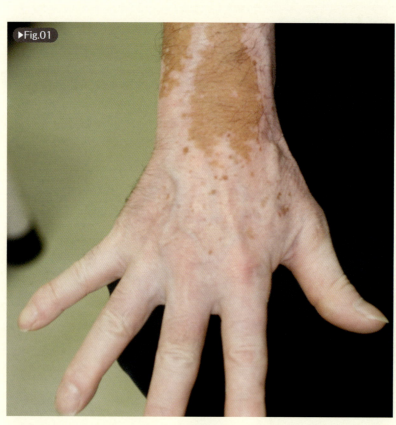

手の尋常性白斑．前腕部に島状の正常皮膚を残し，手首から先は完全脱色素斑となっている．

この基本に合致しないときに，「尋常性白斑にみえるけれどなんか違う」と感じる．
- 脱色素斑を呈する疾患で頻度が高いのは後天性の尋常性白斑である．
- 尋常性白斑には全身型と分節型に分類される．全身型はおおむね左右対称に白斑が生じるが，分節型は神経分節に沿って片側性に生じる．
- 尋常性白斑は「完全」脱色素斑を呈する．
- 尋常性白斑はメラノサイトを標的とする自己免疫性疾患と考えられており，甲状腺疾患等の自己免疫疾患を合併し得る．
- 尋常性白斑と鑑別を要する疾患は多岐にわたる．最近では美白化粧品に含有されていたロドデノールによる脱色素斑が社会問題となった．
- 尋常性白斑には治療ガイドラインがあり，標準治療が提示されている．

第2章 紛らわしい皮膚病〜どうも典型例ではないみたい…

これが完全脱色素斑（白なまず）だ！

　脱色素斑は「完全」脱色素斑を呈する．残存している周囲の正常皮膚とは境界明瞭な脱色素斑である．白斑部分には色素はまったく認められない．通常，痛みやかゆみなどの自覚症状はないが，白斑が生じる前駆症状としてかゆみを伴う紅斑が現れることもある．

　尋常性白斑には全身型と分節型がある．全身型はおおむね左右対称に白斑が生じ，小児から高齢者までどの年齢層でも発症し得る(Fig.01〜03)．分節型は片側性に神経分節に沿って生じる．通常20歳までに三叉神経領域に発症することが多い(Fig.04)．

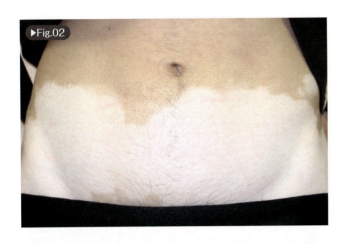

全身型尋常性白斑の腹部の臨床像．完全脱色素斑となっている．

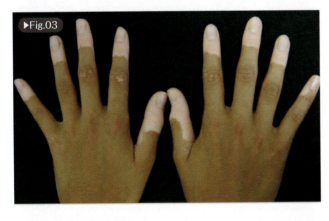

全身型尋常性白斑の指先の臨床像．完全脱色素斑となっている．

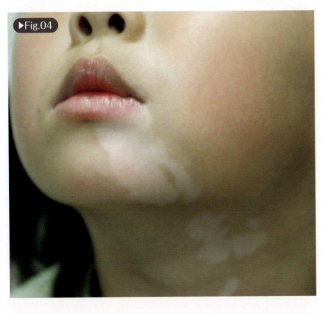

左下顎の三叉神経第3枝領域の分節型尋常性白斑．完全脱色素斑となっている．

第2章 紛らわしい皮膚病〜どうも典型例ではないみたい…

「完全」脱色素斑と「不完全」脱色素斑の鑑別について

　肉眼所見として，完全脱色素斑とは白斑部分に色素はまったく認めない状態をいう．「不完全」脱色素斑は白斑の色素の脱失が不完全であるため，境界は不明瞭である．つまり，ぱっと一瞥して，はっきりとわかるものが「完全」脱色素斑である．病理組織学的には尋常性白斑の病変部分にメラノサイトは完全に欠失している．「不完全」脱色素斑の代表例である脱色素性母斑（Fig.05）の例を示す．辺縁は不明瞭で，かつ白斑部分の色素が残存している．そのため，脱色素性母斑は先天性の色素脱失であるが，生後1歳頃になって保護者が初めて気がつくこともある．

Fig.05　背部の脱色素性母斑．周囲がギザギザで，不完全脱色素斑となっている．

白斑に合併し得る症状

▶自己免疫性甲状腺疾患に気をつける！

　尋常性白斑はメラノサイトに対する自己免疫反応により発症すると考えられている．そのため，さまざまな自己免疫性疾患を合併し得る．尋常性白斑患者には，甲状腺に対する抗サイログロブリン抗体や抗ペルオキシダーゼ抗体が出現することから甲状腺疾患の合併が最も頻度が高い（Fig.06）．

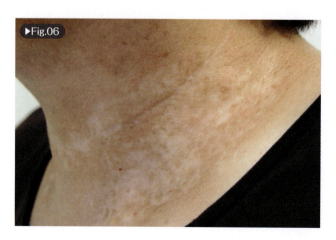

Fig.06　自己免疫性甲状腺疾患を合併した頸部の尋常性白斑．

第2章 紛らわしい皮膚病〜どうも典型例ではないみたい…

▶ Sutton 母斑

　悪性貧血・1型糖尿病の合併もある．尋常性白斑が自己免疫性疾患であることの傍証としてSutton母斑と呼ばれる色素性母斑の脱色と周囲皮膚の白斑を伴う症状が以前から知られている(Fig.07)．母斑細胞に対する自己免疫応答が正常メラノサイトに及ぶと想定されている．

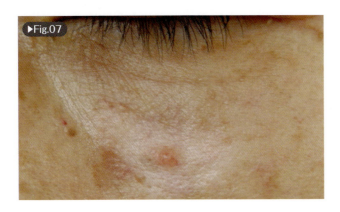

左頬のSutton母斑．中央部の色素性母斑は脱色して常色丘疹となっている．

▶ 悪性黒色腫

悪性黒色腫患者は抗メラノサイト抗体を有していることも知られており，白斑が合併することが知られている．

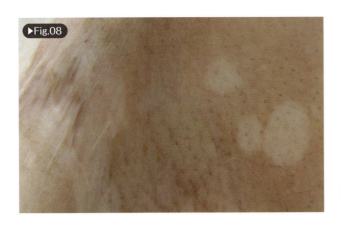

悪性黒色腫患者にみられた白斑．抗腫瘍免疫が正常メラノサイトにも働いたと推定される．

▶ Vogt 小柳原田病

　眼の症状や頭痛・発熱を伴う場合は，Vogt小柳原田病を疑う．通常，白斑は眼症状に遅れて出現するが順番は前後し得る(Fig.09)．

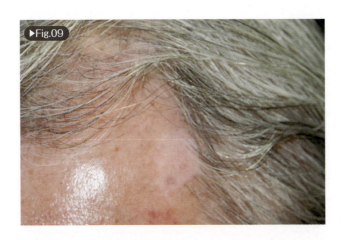

Vogt小柳原田病患者の額部の白斑．

第2章 紛らわしい皮膚病～どうも典型例ではないみたい…

❗ 白斑に見えるけどなんか違う

1. 社会的に注目されている白斑

　最近では，ロドデノール関連白斑が注目されている（Fig.10）．美白化粧品に含有されていたロドデノールにより脱色素斑が生じて製品回収に至った．現在でも製造会社による補償が続いている．化粧品による脱色素斑は不完全脱色素斑が予想されるが，実際の臨床像は完全脱色素斑であることもあった．そのため，肉眼的にロドデノール関連白斑を尋常性白斑と鑑別することは困難である．白斑の原因として美白化粧品の使用歴について問診することが重要である．

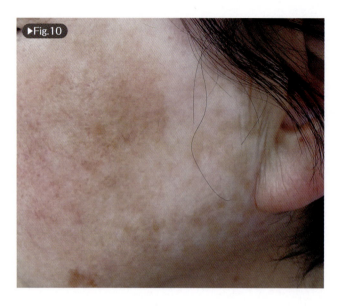

顔面のロドデノール関連白斑．

2. 後天性の「不完全」脱色素斑をみたら

　後天性の「不完全」脱色素斑の原因で最も多いのは炎症後脱色素斑である（Fig.11）．なんらかの炎症性皮膚疾患が先行して，炎症の沈静化した後に脱色素斑を生じる．先行病変は熱傷，皮膚炎など多岐にわたる．ほとんどの場合，炎症後脱色素斑の周囲に炎症後色素沈着を伴うので発疹をよく観察することが重要である．

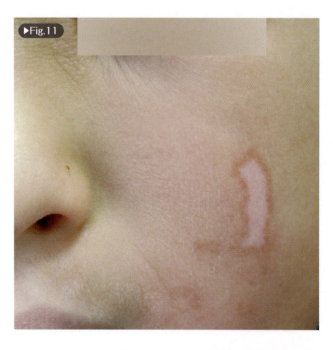

左頬の炎症後色素脱失．周囲に炎症後色素沈着を伴っている．

3. 腫瘍性の「不完全」脱色素斑には気を付けろ！

脱色素斑はなんらかの原因でメラニン量が部分的に減少すると肉眼的に気がつかれる．局所的に腫瘍細胞が増殖してもメラノサイトが減少して「不完全」脱色素斑を呈することがある（Fig.12）．とくに外陰部の脱色素斑は乳房外ページェット病を念頭に診療する．

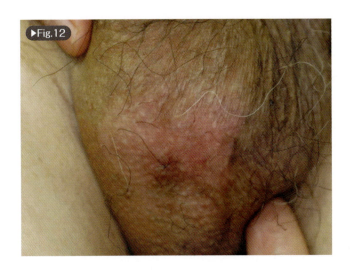

外陰部ページェット病にみられる陰嚢の脱色素斑．

4. カモフラージュ療法

これまで尋常性白斑について述べてきたが，町中で白斑の方を見かけたことはあるだろうか？あまり見かけたことのある方はいないのではないだろうか．それは，うまくカモフラージュしているからである．白斑に対するカモフラージュ療法は白斑を治癒させるわけではないが，患者の感情面を改善させ得る．ガイドラインに掲載されている全国調査によると，90％程度の皮膚科専門医が白斑の治療選択肢としてカモフラージュメイクを挙げている．白斑のカモフラージュ療法を目的とした白斑専用の化粧品が開発されている（Fig.13）．Fig.04（p.77）のカモフラージュ療法後の臨床像を示す．町中ですれ違っても白斑があると気がつくことはまずないと思われる．

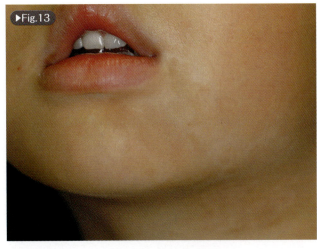 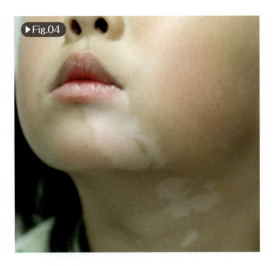

Fig.04 症例のカモフラージュ療法後の臨床写真．

第2章 紛らわしい皮膚病〜どうも典型例ではないみたい…

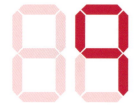 みんなタコ？

大阪赤十字病院皮膚科 **立花隆夫**

まずタコの基本を押さえる

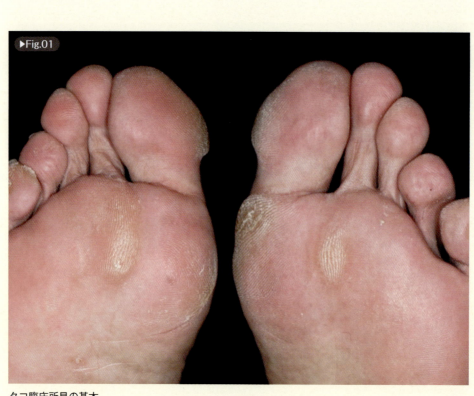

タコ臨床所見の基本.

この基本に合致しないとき，「タコに見えるけどなんか違う」と感じる．
- タコ，すなわち胼胝は，外的刺激に対する防御反応である．
- 体表からの外的刺激に対し，外方に角質肥厚したものである．
- 刺激の性質，強さ，持続性さらには個体側の素因などが，その発症に影響する．
- それ以外に，幼児，小児にはあまりみられないが，成人となり年齢を重ねるにつれて生じることから，一種の老化現象ととらえることもできる．

第2章 紛らわしい皮膚病～どうも典型例ではないみたい…

これがタコだ！

タコ，すなわち胼胝は足底，趾の背側面以外の部位（足背，手掌，指，肘，膝など）にもみられるほぼ円型の板状過角化局面であり，圧痛は通常ないし軽い．俗に「〇〇タコ」と言われるように，職業，趣味，習慣，癖，スポーツなどとの深い関係が指摘されている．

タコと後述するウオノメ（鶏眼）の両疾患とも，その本態は下床に硬い骨もしくは関節のある部位に，反復する軽度の圧迫や摩擦などの機械的刺激によって生じる限局性の角質増殖であり，タコは体表からの刺激に対して個体側が正常に反応し外方に角質肥厚したもの，ウオノメは外的刺激を下床の骨もしくは関節からの刺激と個体側が誤認して内方に向け角質肥厚したものとみなすこともできる（Fig.02）．

一般に，両者の違いは刺激範囲が広いか狭いかによるとされている．しかしながら，それだけで説明できるものでなく，刺激の性質，強さ，持続性さらには個体側の年齢や素因などにも影響される．また足趾の歩きダコは老人に多くみられるばかりか，ウオノメとの混在あるいはどちらとも判断しかねる患者を診ることも多いことから，ともに老化現象の一種とも考えられ，好発部位が似るばかりか鑑別し難いものもある（Fig.03）．

▶Fig.02

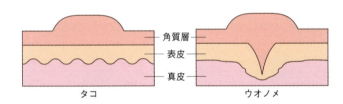

タコとウオノメの模式図（文献5より引用）．

▶Fig.03

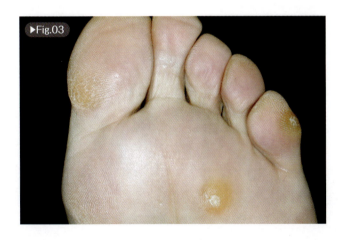

第1趾にタコ，また，第3趾MP関節と第5趾にウオノメ（文献5より引用）．

第2章 紛らわしい皮膚病～どうも典型例ではないみたい…

❗ 特別の名前がついたタコもある

▶ペンダコと座りダコ

　それぞれ利き腕の第3指DIP関節，膝関節や足背（距骨頭部位に生じる）などに生じるタコである．足底にみられる歩きダコ，すなわち胼胝と同様に，下床に硬い骨もしくは関節のある部位に反復する軽度の圧迫や摩擦などの機械的刺激によって生じるが，その病理所見は角質増殖よりむしろ真皮の肥厚・増生のほうが主であるため厳密には胼胝といえない．しかしながら，外的刺激に対し生体が角質のみならず真皮を巻き込んだ皮膚全体で対抗するのは道理にかなった防御反応である．また同じ座りダコでも，膝関節部では角質増殖，足背では真皮の肥厚・増生が主体となることを考え合わせると，限局性の角質増殖である狭義の胼胝とは病理所見に違いがあるものの，広義には胼胝に包括されるものである．なお，足背の座りダコには下床の滑液包炎（bursitis）を合併し，さらには感染を伴うことがあるので注意が必要である（Fig.04）．

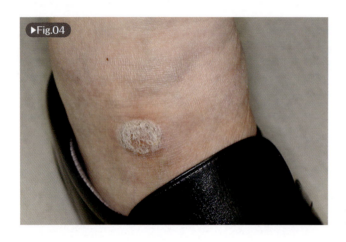

▶Fig.04

足背のタコ．足背では下床に滑液包炎を合併することがある．

▶おしりのタコ

　おしり，すなわち仙骨部や坐骨結節部，さらには大転子部に生じたタコは，胼胝としてより床ズレ，すなわち褥瘡の初期としての意味合いが強い（Fig.05）．したがって，「褥瘡は一定の場所に一定時間以上の圧迫とともに，摩擦・ずれ，湿潤などの外的要因が加わることで生じる皮膚局所の阻血性壊死であること」，また「無意識にタコを生じている部位の褥瘡は治りにくいこと」などを患者，家族に伝え，免荷の重要性を説明するとともに，体圧分散マットレス等の購入を勧めることも大切である．

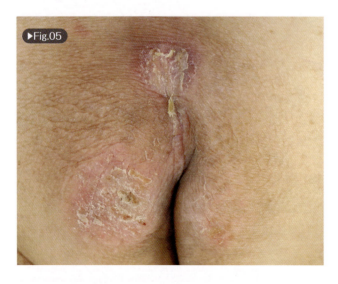

▶Fig.05

おしりのタコ．

第2章 紛らわしい皮膚病〜どうも典型例ではないみたい…

▶サドルダコ（coccygeal pad）とナックルパッド（指関節瘤：knuckle pad）

Coccygeal pad（p.90 参照）は広義の胼胝に包括される疾患である（Fig.06）．また，knuckle pad には，空手やボクシングなどをやっている人の指関節背面にタコとして生じるものと，掌蹠線維腫症（palmar and planter fibromatosis）や陰茎形成硬結（ペイロニー病：Peyronie's disease）などの線維腫症に関連してみられるものとがあるが，狭義には後者を指す．

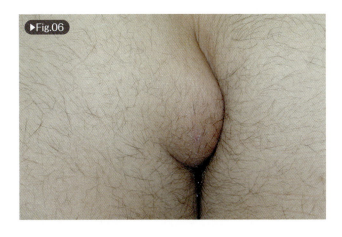

サドルダコ（coccygeal pad，文献 5 より引用）．

❗タコに見えるけど，なんか違う

タコの基本に合致しないとき，「タコではないのではないか」と疑うことが大切である．タコでなければ自ずと治療法も異なるため，この鑑別は重要である．普通のタコとどこが違うのか解説する．

▶ウオノメ（鶏眼）

足底および趾の背側，側面に生じる小角化性局面であり，第1〜3趾MP関節足底面，第3〜5趾間関節背面，第4〜5趾間関節側面などに好発し，強い圧痛を伴う．中央に径5〜10mm程度の角質塊からなる核をもつ皮表を底とした楔状の過角化局面であり，この形態が鶏の眼または魚の眼に似ていることよりウオノメと呼ばれている（Fig.07）．

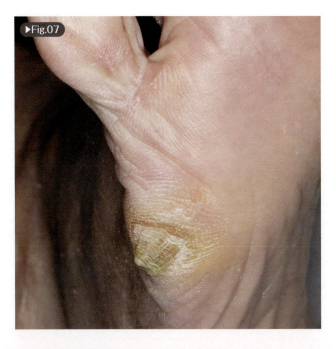

足縁のウオノメ．

第2章 紛らわしい皮膚病〜どうも典型例ではないみたい…

▶ イボ（足底疣贅）

　本症は軽微な外傷を受けやすいところ，すなわち歩行時に圧力のかかるところに生じやすく，また常に荷重されることによって盛り上がらないため，ウオノメあるいはタコに一見似た外観を呈する（Fig.08）．しかし，ヒトパピローマウイルスの感染症である足底のイボは，小児に多くみられ非加重部にも生じ得る．

　また1つの点から expanding growth によって増大するという性質があるため，典型例では足底の皮膚紋理がイボの成長によって周囲に圧迫された像を呈する．さらに圧痛を伴うこともあるが，削ると点状出血がみられ，持ち上げるようにしてつかむと痛いのが特徴的である．これらを総合的に判断すれば，足底に生じたイボとウオノメないしタコとの鑑別は比較的容易である．

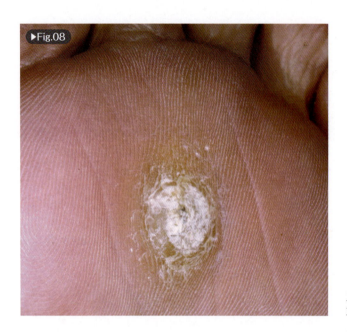

Fig.08 足底のイボ．MP 関節部ではなくその間，すなわち非加重部であることに注意．

▶ 外傷性表皮囊腫（traumatic epithelial cyst）

　足底に生じる本症も，外傷部位，すなわち荷重部位にみられることから紛らわしい場合があるので注意を要する．

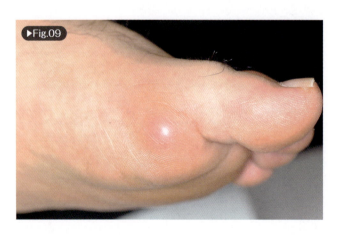

Fig.09 足底の外傷性表皮囊腫．

参考文献
1) 立花隆夫．西岡 清，宮地良樹（編）．実地医家のための皮膚病診療 Q&A．東京：南江堂；1995．p.53-5．
2) 立花隆夫．西岡 清，宮地良樹，瀧川雅浩（編）．皮膚科診療プラクティス 12 スペシャリストとしての外用剤の使い方．東京：文光堂；2002．p.210-3．
3) 立花隆夫．河野茂夫，宮地良樹（編）．皮膚科診療最前線シリーズ フットケア最前線．東京：メディカルレビュー社；2008．p.148-51．
4) 立花隆夫．宮地良樹（編）．女性の鶏眼・胼胝とは？ 女性の皮膚トラブル FAQ．東京：診断と治療社；2012．p.320-6．
5) 立花隆夫．胼胝・鶏眼．今日の臨床サポート．https://clinicalsup.jp

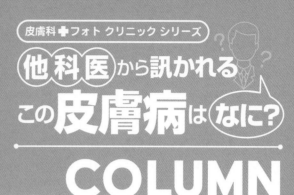

皮膚科と漢字

大阪府済生会富田林病院皮膚科　中川浩一

皮膚疾患の中には，しばしば書き間違いやすい漢字が含まれています．皮膚科専門医でも書けない病名があります．いくつか紹介します．

瘙
「ひふそうようしょう」若い先生に書いてもらうと大抵は間違っています．"そう"の字ですが，やまいだれの中に"又"の字が入っています．この又の左と真中に点が入っています．この点を書かない先生や，3つの点を書く先生がほとんどです．てへんの"掻"を書く先生は皮膚科医失格です．

疱
「すいほう」，「のうほう」，「てんぽうそう」の"ほう（ぽう）"ですが，やまいだれの中に"つつみがまえ"があって，その中に"巳"を挿入します．"己"や"已"ではありません．

扁
扁平母斑や扁平コンジローマで，時に"偏"の字を書いている研修医がいます．注意しましょう．

蕁
皮膚科では"尋常性○○"という疾患があります．「じんましん」はこの"尋"ではありません．"くさかんむり"の"蕁"です．間違わないようにしましょう．
ちなみに"尋常性○○"の病名はいくつ知っていますか．僕は10個知っています．
（10個の病名はp.88下に記載）

皮膚科医は漢字にも詳しいと鼻高々！

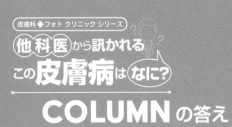

"尋常性"と付くおもな病名

解答；尋常性乾癬，尋常性魚鱗癬，尋常性痤瘡，尋常性湿疹，尋常性天疱瘡，尋常性膿瘡，尋常性白斑，尋常性毛瘡，尋常性疣贅，尋常性狼瘡（50音順）

皮膚科フォトクリニックシリーズ
他科医から訊かれる この皮膚病はなに?

第3章
知っておくと鼻高々
〜知っていそうで知らない皮膚病

第3章 知っておくと鼻高々～知っていそうで知らない皮膚病

88 Coccygeal pad

伊勢崎市民病院皮膚科　田村敦志

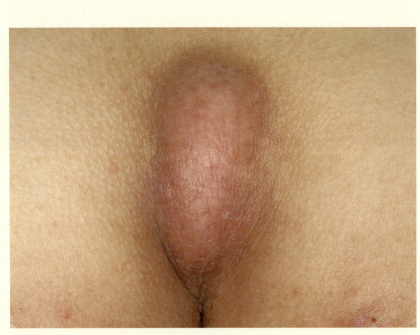
臀裂部の正中付近に存在する弾性硬の淡紅色腫瘤.

この疾患を思いつくために知っておくべき特徴
- 仙尾部に生じる弾性硬の腫瘤である.
- 学齢期を中心とする小児や若年の男性に多い.
- 自転車乗用歴など局所に慢性的刺激を与える誘因を有する場合が多い.
- 大きさは長径2～8cm（平均5cm）と比較的大きい.
- 自覚症状を欠くことが多いが, 圧痛・疼痛を訴える場合もある.
- 腫瘤の本体は増生した膠原線維である.
- 単純X線やCTなどで, 尾骨の前方屈曲が約80％の例に検出される.
- 男女比は4：1で男性に多い.
- ほとんどがわが国からの報告例であり, ほかの東アジア地域からの報告例が少数ある.

なぜ知っておくと「鼻高々」なのか
- まれな疾患ではあるが, 知っていれば即座に診断できる.
- 診断できれば切除することで完治し, 再発もない.
- X線撮影前から, 尾骨の前方への屈曲変形まで予想できる.
- 比較的大型の腫瘤を形成するが, 真の腫瘍ではないことが説明でき, 安心させることができる.

ワンポイントメモ
- 脊髄脂肪腫などの先天異常と鑑別を要するが, 神経症状はみられない.
- 尾骨の屈曲変形は本症の原因ではなく, 外力負荷による結果と考えられる.

第3章 知っておくと鼻高々〜知っていそうで知らない皮膚病

88 頭部乳頭状皮膚炎

伊勢崎市民病院皮膚科　田村敦志

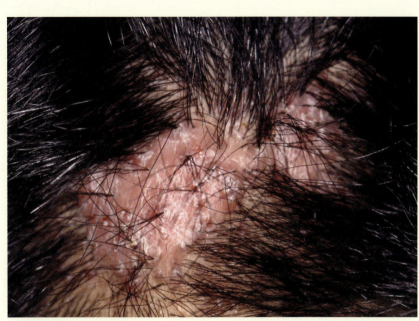

後頭部の脱毛を伴う淡紅色ケロイド様結節．

❗この疾患を思いつくために知っておくべき特徴

- 思春期以降の発症で，項部から後頭部にかけて好発する．
- 毛嚢性丘疹で始まり，集簇あるいは融合しながら拡大する．
- 病変部の瘢痕形成により，ケロイド様の丘疹・結節を呈する．
- ほとんどが男性であり，女性例はきわめてまれ．
- ケロイドの好発人種である黒人に多く，アジア人には少ない．
- 白人にはまれである．
- 男性の髪際部に好発する．
- 重症例では病変内に瘻孔を形成し，排膿が続くこともある．

❗なぜ知っておくと「鼻高々」なのか

- 単なるケロイドや脱毛症と誤解されやすく，本質が深在性毛包炎であることが理解されていない場合が多い．
- ケロイド様の局面・結節の周囲に散在する小丘疹が初期病変であることを説明できる．
- 散髪時に髪の生え際を短くカットしたり，剃毛したりしないように指導することが可能となる．
- ヘルメットやタイトな襟の衣類など髪際部を刺激するものを着用しないように教えられる．

🖊ワンポイントメモ

- 本症は頭部毛包周囲炎，禿髪性毛包炎とともに頭部に発生する慢性膿皮症の一病型をなす．
- 保存的治療が基本であるが，切除・縫合が可能なものでは外科的治療が行われることもある．

第3章 知っておくと鼻高々～知っていそうで知らない皮膚病

88 副乳

伊勢崎市民病院皮膚科 　田村敦志

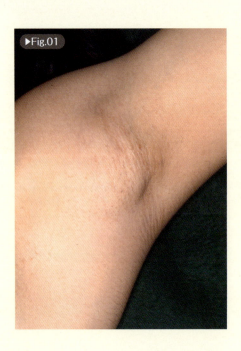
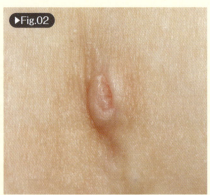

Fig.01：腋窩の皮下腫瘤（乳腺組織のみ）．
Fig.02：腋窩前縁付近にみられた乳頭．

この疾患を思いつくために知っておくべき特徴

- 腋窩から胸部を通り鼡径部，大腿内側に至る胎生期の乳腺堤（乳線：milk line）に沿ってできる．
- 乳頭，乳輪，乳腺組織がそれぞれ単独，あるいは種々の組み合わせでみられる．
- 乳頭はしばしば中央が軽度陥凹した褐色調あるいは淡紅色の局面や結節を呈する．
- ほとんどの場合，乳頭は正常乳頭よりも小型である．
- 思春期に気付くことが多く，月経，妊娠などで正常乳房のように機能的な変動が生じ得る．

なぜ知っておくと「鼻高々」なのか

- 皮下硬結のみであっても月経などによる症状の変動について説得力のある説明ができる．
- 乳頭は母斑などと間違われている場合が多く，ひと目で診断できると信頼される．
- 妊娠時に大きな腫瘤を形成しても安心させることができる．
- 乳頭，乳輪のみで乳腺組織を伴わないものでは，ほとんどが何の合併症も生じないことを説明できる．
- 乳腺組織を伴う場合には機能的な変動以外に正常乳腺と同様に炎症性疾患や乳腺腫瘍が発生し得ることを説明しておくことができる．

ワンポイントメモ

- 乳頭，乳輪のみの場合，整容的な理由で切除希望があれば容易に切除可能である．
- 乳腺組織を伴うものは乳腺悪性腫瘍を発生し得るが，正常乳腺と比べて高率なわけではない．

88 真珠様陰茎小丘疹

伊勢崎市民病院皮膚科　田村敦志

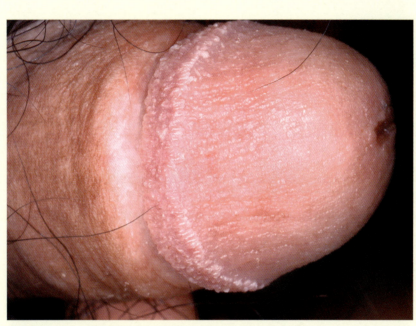

陰茎の亀頭冠から冠状溝にかけて多発し，光沢を有する小丘疹．

この疾患を思いつくために知っておくべき特徴

- 陰茎の亀頭冠や冠状溝に発生する．
- 小型で表面平滑あるいは糸状の光沢を有する小丘疹で，亀頭辺縁部や冠状溝に沿うように多発する．
- 一列ないし数列の丘疹が環状に配列する．
- 左右対側性である．
- 10～20歳代で気付く．
- 性的活動性と関連しない．
- 患者はしばしば性感染症を心配して受診する．
- 病理組織学的には血管線維腫（angiofibroma）であり，本症に特異的なわけでない．

なぜ知っておくと「鼻高々」なのか

- 良性で無害な病変であることを知らせることで患者は安心する．
- 患者や他科医は尖圭コンジローマと誤解しやすい．
- 性行為により感染しないと伝えることで患者のパートナーの心配も取り除ける．
- 加齢により徐々に目立たなくなる傾向があると説明し，安心させることができる．

ワンポイントメモ

- フォアダイス状態と間違われやすいが，フォアダイス状態は亀頭冠ではなく，陰茎皮膚や陰嚢に好発．
- 陰茎小帯近傍の包皮に対側性に生じるフォアダイス状態（Tyson腺）と類似し，鑑別が必要．

第3章 知っておくと鼻高々～知っていそうで知らない皮膚病

88 フォアダイス状態

伊勢崎市民病院皮膚科 **田村敦志**

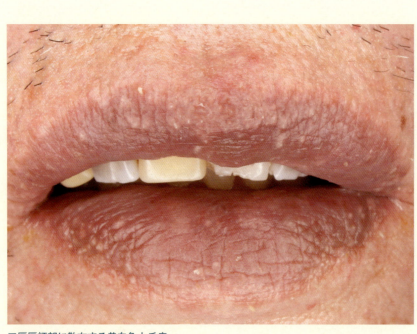
口唇唇紅部に散在する黄白色小丘疹．

❗この疾患を思いつくために知っておくべき特徴
- 口唇唇紅部，口唇粘膜，頬粘膜，乳輪，外陰などに好発する．
- 直径1～3mm以下の黄白色小丘疹で通常多発する．
- 小児期には少なく，思春期以降に目立つようになって受診することが多い．
- 脂腺が増生して肉眼でみえるようになった状態である．
- 病変部の皮膚，粘膜を伸展すると観察しやすい．
- 通常，皮脂腺は毛包に開口するが，本症では皮膚，粘膜の表面に直接開口する．
- 本来は，毛包の存在しない口唇唇紅部または口腔粘膜において独立脂腺が増生して透見されるようになった状態を指す．
- 陰茎，陰囊，陰門，乳輪などの同様の状態に対してもしばしば使用される．

❗なぜ知っておくと「鼻高々」なのか
- 知っていれば好発部位と特徴的な臨床像から容易に診断できる．
- 無害で治療の必要のないものであることが説明できる．
- 多くの健常人にみられると説明することで安心させることができる．

ワンポイントメモ
- 脂腺の増生は生理的現象の1つと説明し，治療を勧めない医師が多い．
- 簡便な治療としては凍結療法があり，何度かくり返すことで目立たなくなる．

88 大理石様皮斑

伊勢崎市民病院皮膚科　田村敦志

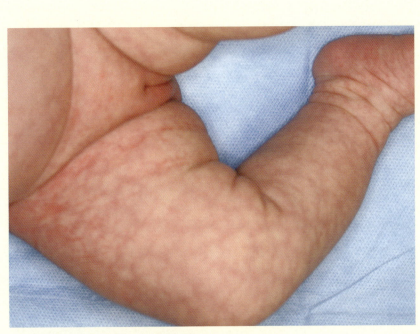

下肢から下腹部にかけてみられる網目状の淡紫紅色斑.

この疾患を思いつくために知っておくべき特徴
- 生下時もしくは出生後早期に出現する網目状の淡紅色～紫紅色の斑である.
- 新生児では低温曝露時の生理的反応としてみられ、加温により消失する.
- 温めても消退しないものは先天性血管拡張性大理石様皮斑と呼ばれ、皮膚萎縮や潰瘍，患肢の低形成のほか，中枢神経系，心血管系，眼などに障害を伴う場合がある.
- 先天性血管拡張性大理石様皮斑は四肢の片側発生例が多いが，両側例や躯幹を含む広範囲例もある.
- 毛細血管拡張や静脈拡張を伴うことが少なくない.
- 部分的な皮膚の陥凹をきたすことがあり，とくに四肢の関節付近に多い.

なぜ知っておくと「鼻高々」なのか
- 生理的なものは多くの新生児にみられる血管運動神経反射によるものと説明し，安心させることができる.
- 先天性血管拡張性大理石様皮斑は2歳頃までに自然消退する場合が多いと説明することで喜ばれる.
- 先天性血管拡張性大理石様皮斑においては合併症を早期発見できた場合，名医になれる.

ワンポイントメモ
- 先天性血管拡張性大理石様皮斑は痕跡なく消退することは少なく，軽微な皮疹が残存する場合が多い.
- 色素レーザーの効果は乏しく，瘢痕を生じる可能性があるため，自然消退を期待すべきである.

第3章 知っておくと鼻高々〜知っていそうで知らない皮膚病

88 黒色表皮腫

伊勢崎市民病院皮膚科　田村敦志

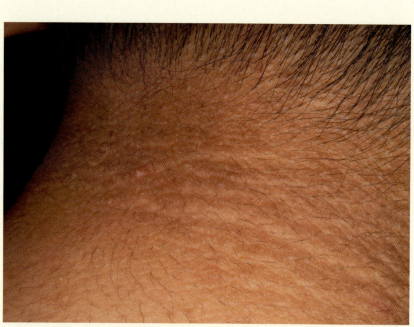
高度肥満児の項部にみられた黒褐色に肥厚した局面．

この疾患を思いつくために知っておくべき特徴

- 黒褐色調でビロード状から疣状に肥厚した局面を呈する．
- 項部，側頸部，腋窩，鼠径部などの間擦部に好発する．
- 乳輪，会陰，臍部，口唇，頬粘膜や間擦部以外に生じることもある．
- 多くは肥満などのインスリン抵抗性と関連するが，そのほかに内分泌代謝異常，薬剤，悪性腫瘍などが基盤となる．
- 悪性腫瘍では胃癌が最も多く，手掌の病変，レーザー・トレラ徴候（脂漏性角化症が短期間で急速に増加・増大），掌蹠の角化などほかの内臓悪性腫瘍の皮膚徴候を伴うことがある．
- 初期の病変は乾燥しているが，進行した間擦部の病変では二次感染のため悪臭を伴うことがある．
- 局面内や周囲にアクロコルドンを伴うことがある．

なぜ知っておくと「鼻高々」なのか

- 肥満による間擦部の摩擦など皮膚病変発生の要因が指摘できる場合が多い．
- 内臓悪性腫瘍など基礎疾患の発見・治療につながる場合がある．
- 基礎疾患の治療で皮膚症状が改善する可能性があると説明できる．

ワンポイントメモ

- 急速な発症，広範囲あるいは非定型部位の皮疹，高齢発症などでは基礎疾患に悪性腫瘍の存在を疑う．
- 基礎疾患の治療で皮疹が改善する場合がある．

第3章 知っておくと鼻高々～知っていそうで知らない皮膚病

88 色素性痒疹

京都大学名誉教授 **宮地良樹**

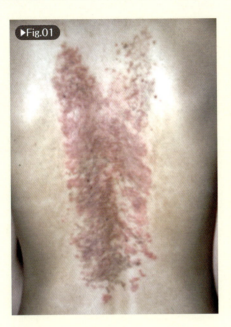
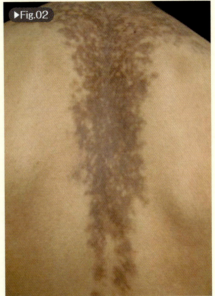

Fig.01：激痒を伴う痒疹に似た紅色丘疹．
Fig.02：網目状の色素沈着．

❗この疾患を思いつくために知っておくべき特徴

- 突然，激痒を伴う痒疹に似た紅色丘疹が前胸部や背面に多発する．
- 若い女性に多い（ダイエットとの関係も示唆されている）．
- ステロイド外用や抗ヒスタミン薬では効かないのに，ミノサイクリン（ミノマイシン®）内服で劇的に改善する．
- あとに，網目状の色素沈着を残す．

❗なぜ知っておくと「鼻高々」なのか

- 前医まででは診断がつかず，ステロイド外用が無効のことが多い．
- 診断がつけば，ミノサイクリン内服で劇的に改善するので患者に喜ばれ「名医」になる．
- ダイエットによるケトーシスまで判明するかもしれない．

📝ワンポイントメモ

- この疾患は杏林大学名誉教授の長島正治先生が初めて報告された皮膚疾患．長島先生はこのほかにも日本人に多い「長島型掌蹠角化症」を報告され，最近原因遺伝子 *SERPINB7* の変異がみつかり，名実共に独立した皮膚疾患として認知された．

88 毛孔性苔癬・顔面毛包性紅斑黒皮症

京都大学名誉教授　宮地良樹

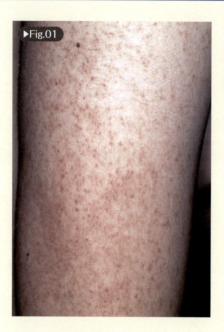
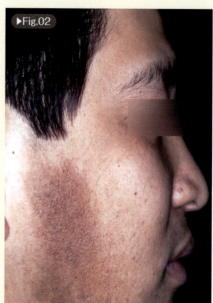

Fig.01：毛孔性苔癬.
Fig.02：顔面毛包性紅斑黒皮症.

この疾患を思いつくために知っておくべき特徴

- 上腕や大腿外側に毛孔に一致した皮膚常色角化性丘疹が多発する.
- 思春期前後に多くみられる.
- 自覚症状はないが,「ノースリーブが着られない」などの愁訴で受診することがある.
- 時に, 顔面毛包性紅斑黒皮症を合併することがある.

なぜ知っておくと「鼻高々」なのか

- 思春期後自然消退することが多いので,「心配ない」と自信をもって説明できる.
- 顔面毛包性紅斑黒皮症は患者も気にしていることが多いが, 診断をつけると安心する.
- 治療としてサリチル酸ワセリン, 尿素軟膏, アダパレン(ディフェリン®ゲル：保険適用外)などを試す価値がある.

ワンポイントメモ

- 顔面毛包性紅斑黒皮症は毛孔性苔癬(毛孔性角化症)の一型と考えられており, 多くの場合, 四肢外側に毛孔性苔癬があることが多い. それを指摘することで患者が安心納得し, 病識ももつようになる.

第3章 知っておくと鼻高々〜知っていそうで知らない皮膚病

88 項部菱形皮膚

京都大学名誉教授 宮地良樹

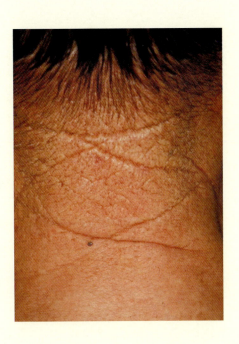

この疾患を思いつくために知っておくべき特徴
- 屋外労働者など長期間日光曝露を受けた人の項部にみられる光老化の典型的皮膚症状.
- 深い皮溝が菱形の皮野形成をするため,この名称がある.
- 連続した隣接被覆背面にはまったくこの徴候がみられないことに留意.

なぜ知っておくと「鼻高々」なのか
- 光老化の徴候や光防御の重要性を説明する絶好の皮膚症状.
- 説得力のある光老化・光発がん啓発に役立つ.

ワンポイントメモ
- 漁師や農業従事者などの屋外労働を長く続けた人の項部に多くみられる.隣接被覆部皮膚にみられないことから,物理的光防御の効用を如実に示すことになり,光発がんや光老化の予防啓発にきわめて有用.

第3章 知っておくと鼻高々〜知っていそうで知らない皮膚病

88 丘疹紅皮症

京都大学名誉教授　宮地良樹

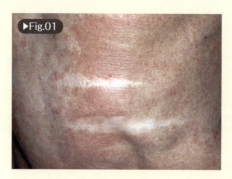
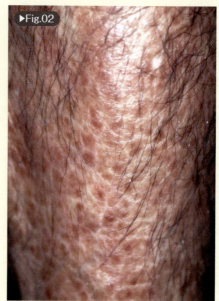

Fig.01：Deck-chair sign.
Fig.02：敷石状苔癬型丘疹.

この疾患を思いつくために知っておくべき特徴
- 高齢男性に好発する紅皮症でかゆみがある.
- 通常の紅皮症と異なり剝脱性の落屑がない.
- 個々の発疹はこりこりとした充実性丘疹で，敷石状に融合して紅皮症となる.
- シワの部分に発疹がみられない deck-chair sign を呈する.

なぜ知っておくと「鼻高々」なのか
- 日本人が報告した特殊な紅皮症の一型を知っていることで，今までついていなかった診断がつく.
- 内臓悪性腫瘍や悪性リンパ腫などの合併を見抜ける場合がある.

ワンポイントメモ
- 太藤重夫京都大学名誉教授が最初に疾患単位として報告した紅皮症の一型．太藤名誉教授は好酸球性膿疱性毛包炎も報告しており，いずれもすでに国際的な教科書に記載され，Ofuji's disease と呼称されている.

第3章 知っておくと鼻高々〜知っていそうで知らない皮膚病

08 陰部軟属腫

京都大学名誉教授 **宮地良樹**

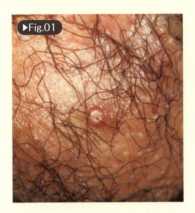
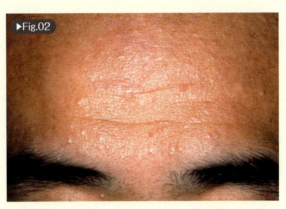

Fig.01：陰部軟属腫.
Fig.02：同じ患者の前額部にみられた伝染性軟属腫.

この疾患を思いつくために知っておくべき特徴

- 陰部にあることを除けば，典型的な「水いぼ」で中央臍窩のあるドーム状小結節が多発する.
- 外陰部以外の部位にも伝染性軟属腫がみられることがある.
- 成人の場合はHIV感染を伴うことがあり，性感染症の1つと考えられる.

なぜ知っておくと「鼻高々」なのか

- 通常，「水いぼ」は子どもの病気なので，成人にみられる場合は免疫抑制などを示唆することがある（もちろん，「水いぼ」の子どもに濃厚接触する母親などにみられることはある）.
- 陰部軟属腫をみたら，HIV感染以外の梅毒などのほかの性感染症の合併も精査する必要がある.

ワンポイントメモ

- 伝染性軟属腫はアトピックドライスキンのある小児などにみられるありふれたウイルス感染症であるが，成長とともに免疫機能が成熟し次第にみられなくなる．したがって成人に本症をみた場合には免疫不全状態にあることを想定し，HIV感染症などを除外すべきである．

第3章 知っておくと鼻高々〜知っていそうで知らない皮膚病

88 IVR(interventional radiology)による放射線皮膚障害

京都大学名誉教授　宮地良樹

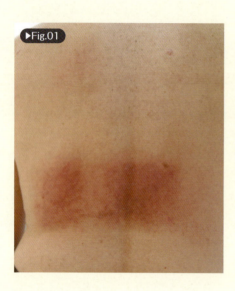
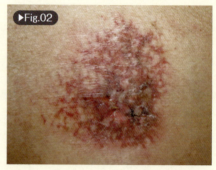

Fig.01：IVRによる急性放射線皮膚障害（紅斑）.
Fig.02：IVRによる慢性放射線皮膚障害（潰瘍化）.

この疾患を思いつくために知っておくべき特徴

- X線透視下で治療を行うIVRを受けている患者にみられる放射線皮膚障害.
- ガイドライン策定によりかなり頻度は減少したがいまだに散見される.
- とくに不整脈治療のカテーテルアブレーションで患者が受ける線量が多くなりやすい.
- 急性期では照射野に一致した境界明瞭な紅斑がみられる.
- 慢性期では血管拡張，皮膚潰瘍，腫瘍などがみられることもある.

なぜ知っておくと「鼻高々」なのか

- IVRを施行した医師でも気づかずに，「何の発疹でしょうか？」と患者を紹介してくることがある.
- 原因を特定できること，皮膚悪性腫瘍も含めた長期フォローが可能となる.

ワンポイントメモ

- 医原性の皮膚疾患であり医療安全上，医療事故と考えるべきである．技術が未熟あるいは熱心な循環器内科医ほど長時間照射しやすいので，ガイドラインを遵守して，放射線線量をコントロールすることが肝要である.

第3章 知っておくと鼻高々～知っていそうで知らない皮膚病

84 コレステリン塞栓症

京都大学名誉教授　宮地良樹

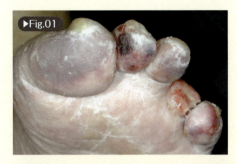
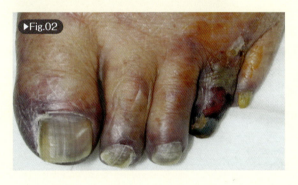

Fig.01：足趾の紫斑・潰瘍.
Fig.02：blue toe と呼ばれる足趾の暗赤紫色変化.

この疾患を思いつくために知っておくべき特徴
- 大動脈の粥状硬化がある患者に比較的急速に足趾などにチアノーゼがみられる（blue toe）.
- カテーテルなどの血管内操作，抗凝固療法などの既往があることも多い.
- コレステリンが飛散して塞栓を起こすので，壊疽，潰瘍，紫斑などがみられる.
- リベドといわれる赤紫色の網状皮斑を伴うことがある.
- コレステリンシャワーと呼ばれる同じ機序により腎機能障害など他臓器障害を伴う.
- 虚血性の疼痛を伴うが足背動脈は触れることが多い.

なぜ知っておくと「鼻高々」なのか
- 予後の悪い疾患なので，生検などによる迅速診断につながる.
- 通常の虚血性足病変と治療が異なるので，治療選択に役立つ.
- 腎障害などに早期対処可能となる.

ワンポイントメモ
- 症状にさほどの重症感がないので，患者が病識に乏しいことが多い．しかしきわめて予後の悪い重症皮膚疾患なので，十分な説明が必要．以前は心臓カテーテル検査などの血管内操作後の発症が多かったが，最近では血管内操作がなくてもしばしばみられる.

第3章 知っておくと鼻高々〜知っていそうで知らない皮膚病

88 チャドクガ皮膚炎

兵庫医科大学皮膚科学　夏秋　優

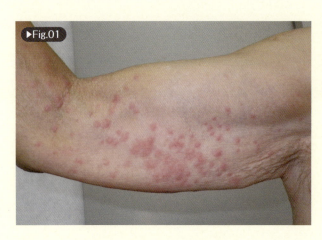
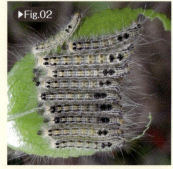

Fig.01：チャドクガ皮膚炎．
Fig.02：チャドクガ幼虫．

❗この疾患を思いつくために知っておくべき特徴
- チャドクガ幼虫1匹に約30万本の微細な毒針毛が付着している．
- チャドクガ成虫の尾端部や幼虫の脱皮殻にも毒針毛が付着している．
- 毒針毛の毒成分に対するアレルギー反応によって皮疹を生じる．
- かゆみの強い孤立性の紅色丘疹が多発する．
- 皮疹は左右非対称性に分布する．
- 5〜6月，8〜9月のチャドクガ幼虫発生時期に診察機会が多い．
- チャドクガ幼虫が生息するツバキやサザンカとの接触歴の確認が重要．
- 患者は「毛虫に触れた」という認識がないことが多い．
- ドクガやモンシロドクガなどの幼虫に触れても同様の臨床像になる．

❗なぜ知っておくと「鼻高々」なのか
- 皮膚科医以外はチャドクガ皮膚炎を知らないことが多い．
- 薬疹や感染症に伴う発疹症を想定していた他科医の予想を覆すことができる．
- ステロイド外用薬の処方だけで比較的容易に軽快する．

📝ワンポイントメモ
- 皮膚や衣類に付着した毒針毛が次々に皮膚に刺さり，皮疹が増数することをあらかじめ説明しておく．
- 皮疹の分布範囲が広いので，ローションタイプのステロイド外用薬が適している．

第3章 知っておくと鼻高々～知っていそうで知らない皮膚病

86 マダニ刺症

兵庫医科大学皮膚科学　夏秋　優

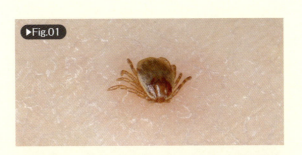
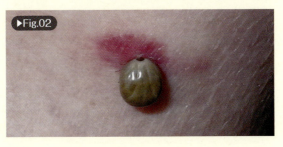

Fig.01：タカサゴキララマダニ若虫.
Fig.02：飽血状態のタカサゴキララマダニ若虫.

❗この疾患を思いつくために知っておくべき特徴

- 数日～2週間以内に急に出現した隆起性皮疹を主訴に来院することが多い.
- ほとんどの症例で，皮疹出現前に野外活動を行っていた病歴がある.
- かゆみや痛みなどの自覚症状がないことが多い.
- マダニ咬着部に紅斑を伴う場合がある.
- 成人では衣類に覆われた部位，小児では頭皮にマダニが咬着することが多い.
- マダニの種類や吸血状態によって大きさは1～20mmの範囲で症例ごとに異なる.
- 幼虫であれば3対6本，若虫，成虫であれば4対8本の脚を認める.
- マダニが十分に吸血（飽血）すると自然に脱落する.

❗なぜ知っておくと「鼻高々」なのか

- 虫体が大きい場合は一目瞭然，小さい場合もダーモスコピーで容易に診断確定できる.
- ホクロ（母斑細胞母斑）や皮膚腫瘍を想定していた患者を即座に安心させられる.
- その場で除去ないし切除することで，とくに感謝される.

📝ワンポイントメモ

- ピンセットやマダニ除去器具などでマダニが除去できない場合は局所麻酔で皮膚ごと切除する.
- マダニが媒介する感染症（ライム病，重症熱性血小板減少症候群，日本紅斑熱など）に注意が必要.

88 ケジラミ症

兵庫医科大学皮膚科学　夏秋　優

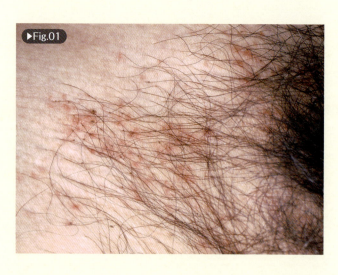
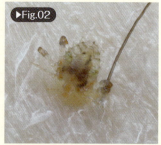

Fig.01：ケジラミ症.
Fig.02：吸血中のケジラミ.

❗ この疾患を思いつくために知っておくべき特徴

- ケジラミ成虫の体長は約1.5mmである.
- 通常は成人の陰毛に寄生する.
- 体毛や睫毛，眉毛などに寄生することもある.
- ケジラミに寄生されても最初の1～2カ月は自覚症状がない.
- 陰毛部に急にかゆみを生じることで発症に気付く.
- 陰毛基部に虫体，虫卵を認める.
- 基本的には性感染症であり，数カ月以内に感染機会がある.
- 性生活でのパートナーにも感染している可能性が高い.

❗ なぜ知っておくと「鼻高々」なのか

- かゆみ止めの市販薬やステロイド外用薬を塗布しても症状は改善しない.
- 頭髪に寄生するアタマジラミとは異なる種類であることを説明できる.
- 診断がつけばフェノトリン購入を指示するだけで容易に治療できる.
- 不適切な異性交遊を抑止し，合併する性感染症を発見する契機にもなり得る.

🖊 ワンポイントメモ

- 治療薬のフェノトリン（粉剤またはシャンプータイプ）は保険適用薬ではないので薬局で購入する.
- 梅毒，クラミジア感染症，HIV感染症などの性感染症の合併に注意する.

88 疥癬

兵庫医科大学皮膚科学　夏秋　優

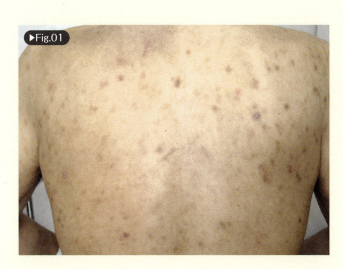
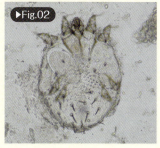

Fig.01：疥癬.
Fig.02：検出されたヒゼンダニ.

この疾患を思いつくために知っておくべき特徴

- 疥癬の原因となるヒゼンダニは体長約0.3mmの小さなダニである.
- ヒゼンダニは皮膚の角層内に寄生する.
- 通常は人肌の直接接触によって感染する.
- ヒゼンダニの感染から1～2カ月間の無症状期間がある.
- 指, 腋周囲, 下腹部, 陰部などに丘疹がみられる.
- 指間部, 手掌, 手関節部などに疥癬トンネルを認める.
- かゆみは夜間に激しい.
- ステロイド外用など通常の湿疹治療で改善しない.
- 肌の接触する家族内にかゆみを伴う皮疹を有する者がいることが多い.
- 近親者に介護中の高齢者がいる場合が多い.
- 重症型の角化型疥癬では全身の皮膚に紅斑, 鱗屑を認め, 手足には角化性病変を生じる.
- 角化型疥癬は感染力が強く, 集団発生の原因となる.

なぜ知っておくと「鼻高々」なのか

- ステロイド外用で改善しない瘙痒性皮疹の診断と治療法が確定して患者から感謝される.
- 検出した虫体を顕微鏡でみせることで原因を完全に納得させることができる.
- 病院や介護施設などでの集団発生時の対策や予防に関して適切な助言ができる.

ワンポイントメモ

- 治療にはイベルメクチンの内服薬ないしフェノトリンの外用薬を用いる.
- 角化型疥癬の患者が発生した場合は個室管理など感染予防対策が重要である.

第3章 知っておくと鼻高々〜知っていそうで知らない皮膚病

88 皮膚伸展線条（線状皮膚萎縮症）

大阪府済生会富田林病院皮膚科　中川浩一

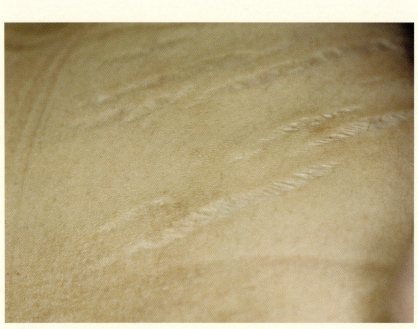

下腹部にみられる線状の皮膚萎縮.

この疾患を思いつくために知っておくべき特徴
- 大腿や下腹部に生じる線状の皮膚萎縮である．
- Langerの皮膚割線（Langer cleavage line）に沿い，平行に走っている．
- 数cm〜10cm以上に及ぶ．
- 妊娠や思春期など，急激に皮膚が伸展する際に合併する（妊娠線：妊婦の90%）．
- クッシング症候群，マルファン症候群，肥満，ステロイドの長期投与，糖尿病，腹水による腹部膨隆などに合併する場合もある．
- 時間の経過とともに徐々に目立たなくなるが有効な治療法はない．
- 病理組織では，表皮の菲薄化，弾性線維の消失，膠原線維の均質化などが特徴的である．

なぜ知っておくと「鼻高々」なのか
- 見たことのない他科の医師にはめずらしい皮膚病と思われるかもしれない．そのため一種の生理現象の場合が多いことを自慢げに説明できる．
- 原因が単に皮膚の過伸展のみではなく，内因性のステロイドが線維芽細胞の増殖とコラーゲンの産生を抑制していることまで説明できれば鼻高々である．

ワンポイントメモ
- 妊娠線に代表される疾患なので多くの女性医師は知っていると思われる．
- 妊娠以外でも皮膚が過伸展した際に生じる．
- 有効な治療法はないので，経過観察になることが多い．

第3章 知っておくと鼻高々～知っていそうで知らない皮膚病

28 Sutton 母斑

大阪府済生会富田林病院皮膚科　中川浩一

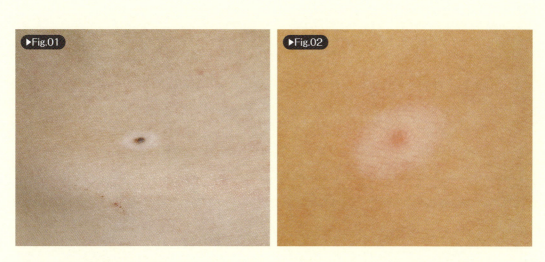

Fig.01：鎖骨上窩の Sutton 母斑．
Fig.02：中央の色素性母斑が消退しかけている Sutton 母斑．

（いしな皮ふ科 石名 航先生よりご提供）

❗この疾患を思いつくために知っておくべき特徴
- 小型の色素性母斑のまわりに白斑が生じたものをいう．
- 小児の背部に好発する．
- 白斑は同心円状に拡大し，それとともに中央の母斑も自然消退することがある．さらに色素性母斑を切除すると白斑自体も消退する可能性がある．
- 中央の母斑を切除することで，白斑も徐々に消退することもある．
- 悪性黒色腫，神経線維腫，青色母斑，血管腫，老人性疣贅の周囲に白斑が生じることがあり，Sutton 現象（Sutton's phenomenon）と呼ばれる．
- 病理組織では，母斑細胞やメラノサイトの変性・消失，その周囲へのリンパ球やマクロファージの浸潤像がみられる．

❗なぜ知っておくと「鼻高々」なのか
- Sutton 母斑をみつけたときに，他科医に「いずれ消えますよ」と説明し，実際に消退したときには鼻高々である．
- 「メラニンに対する自己免疫反応です」と自慢げに話せる．

✎ ワンポイントメモ
- 中央に色素性病変，まわりに白斑という特異的な臨床像なので診断は安易である．
- 中央の色素性病変に悪性黒色腫も含まれるので注意を要する．

第3章 知っておくと鼻高々〜知っていそうで知らない皮膚病

88 外陰部被角血管腫

大阪府済生会富田林病院皮膚科　中川浩一

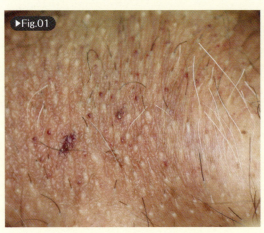
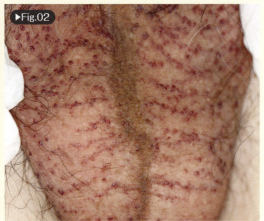

Fig.01：陰嚢に生じた被角血管腫.
Fig.02：陰嚢のシワに沿って多発する被角血管腫.

❗この疾患を思いつくために知っておくべき特徴

- 高齢者の陰嚢に好発する細かな赤色丘疹で，一種の老人性血管腫である．
- 女性の外陰部（大陰唇）に生じることもある．
- 静脈圧の亢進によって毛細血管が拡張して生じる．
- 静脈瘤や血栓性静脈炎に合併することもある．
- 血管腫は易出血性で，下着に血が付く程度のものから，救急車を呼ぶほどの場合もある．
- 病理組織では，表皮は菲薄化しその直下に拡張した毛細血管が観察され，易出血性の原因となっている．
- 外用薬や内服薬の治療は困難で，日常生活に差し支える場合は外科的切除の適応となる．多発例でも単純切除・縫縮が可能なことが多い．

❗なぜ知っておくと「鼻高々」なのか

- 下着に血が付くという症状から，血尿を疑われ泌尿器科を受診する患者もいる．泌尿器科の先生に種明かしができると鼻高々である．
- 「下着に血が付くという主訴から思いつく疾患は被角血管腫と毛ジラミですよ」と付け加えればさらに素晴らしい．

🖊 ワンポイントメモ

- いわゆる加齢変化で，ほとんどは男性の陰嚢に生じる．
- 易出血性の病変であり，日常生活に差し支えれば切除が推奨される．

28 毛細血管拡張性肉芽腫（化膿性肉芽腫）

大阪府済生会富田林病院皮膚科　中川浩一

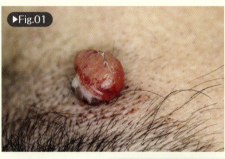
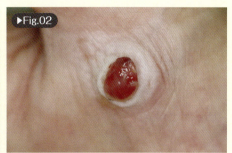
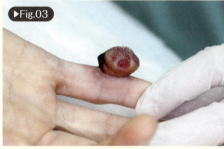
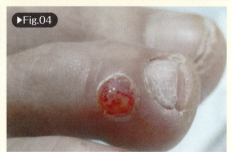

Fig.01：後頭部，Fig.02：手掌，Fig.03：手指，Fig.04：足趾.

この疾患を思いつくために知っておくべき特徴

- 赤色で柔らかい半球状腫瘤で1cm前後のことが多い．
- 新生児では臍部にみられることがあり，臍肉芽腫と呼ばれる．
- 被覆表皮は薄くなっているので，少し触れただけでも出血しやすい．
- 顔面，頭部，指趾が好発部位である．
- 炭酸ガスレーザーや液体窒素による凍結療法が推奨されるが，外科的切除が最も確実である．小さなものではストロイドホルモン製剤の外用が有効な例もある．
- 病理組織では表皮は菲薄化し，病巣辺縁では病巣を取り囲むように伸長している（えり飾り：collarette）．真皮内には細かい血管増生がみられ，スリット状のものも観察される．

なぜ知っておくと「鼻高々」なのか

- 肉芽腫という疾患名だが，本来，肉芽腫とは単球由来の組織球（マクロファージ）の密な浸潤と定義されるので本疾患は肉芽腫の範疇から外れる．すなわち，小外傷が契機となり毛細血管の増生からなる反応性病変である．また，化膿性肉芽腫という疾患名もAckermanの教書でmisnomerと記載されている[1]．皮膚科医は病理にも詳しいと鼻高々である．

文献

1) Ackerman AB. Histologic Diagnosis of Inflammatory Skin Diseases. Reno：Lea & Febiger；1978. p.715-78.

ワンポイントメモ

- 指趾に好発する易出血性の結節病変である．
- 血管の反応性病変であり，真の腫瘍ではない．

第3章 知っておくと鼻高々～知っていそうで知らない皮膚病

88 爪甲鉤弯症

大阪府済生会富田林病院皮膚科 中川浩一

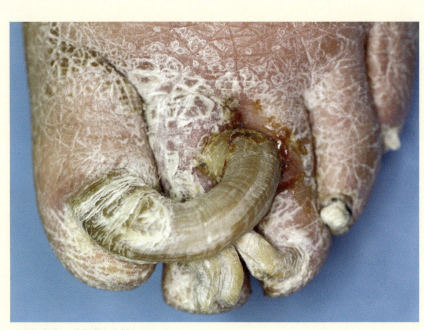
爪甲鉤弯症．爪白癬も合併している．

この疾患を思いつくために知っておくべき特徴
- 爪が分厚く，硬くなり，鉤型に弯曲した状態をいう．羊の角のように弯曲した爪甲が後方に向いて後爪郭部の皮膚に突き刺さることもある．
- 高齢者の足趾，とくに第1趾に好発するが，第2，3，4趾にも生じることがある．
- 原因として外傷による爪甲の脱落や，抜爪手術が挙げられるが，爪白癬によって生じることもある．
- 治療として部分的な爪切りや抜爪が一般的である．ただし，抜爪のみで経過観察していると爪が伸びてきて結局は爪甲鉤弯症が再発することになる（趾遠位端の隆起が爪を押し上げることによる）．末節骨の骨形成が必要な場合もあり，専門医に紹介するべきである．

なぜ知っておくと「鼻高々」なのか
- まずは爪白癬があるかどうかを真菌検鏡で確認すべきである．爪白癬があれば，まず爪白癬の治療を行う．爪白癬がない場合は抜爪を行い，趾遠位端のテーピングや骨形成などの後療法を追加する．
- 本疾患を知らない他科医によって，爪白癬を合併していない爪甲鉤弯症に爪白癬の治療が漫然と行われている場合もあり，診断の誤りを指摘できれば鼻高々である．

ワンポイントメモ
- 爪白癬と誤診されやすい疾患である．
- 皮膚科医しかできない真菌検鏡をまず行う．
- 抜爪のみでなく，しっかり後療法を行うことが重要である．

28 老人性面皰

医療法人社団 廣仁会 札幌皮膚科クリニック　**安部正敏**

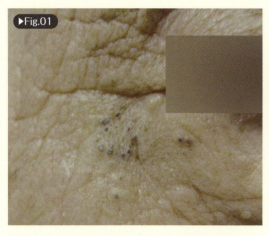
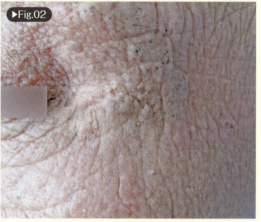

Fig.01：外眼角周囲に生じた黒色開大面皰．
Fig.02：黒色面皰とともに比較的深い皺がみられる場合がある（Favre et Racouchot 症候群）．

この疾患を思いつくために知っておくべき特徴

- 高齢者の眼瞼周囲や頬部，前額部にみられる黒色の開放性面皰が多発する．
- 男性に多く発症する．これは中年以降の皮脂分泌亢進によることが指摘されている．
- 時に面皰様黒色丘疹とともに，黄白色丘疹や比較的深い皺がみられることがある（Favre et Racouchot 症候群）．
- 単発で比較的大型の皮疹の場合，脂漏性角化症の初期像や，まれながら悪性黒色腫などと鑑別をする必要がある．

なぜ知っておくと「鼻高々」なのか

- 面皰は尋常性痤瘡でみられる皮疹であるが，高齢者には痤瘡が少ないため，診断がつかない場合が多い．
- 前述の通り，時に他院で悪性腫瘍などと間違えられることがあり，本症を理解しておくことですみやかな鑑別診断が可能であり，患者から名医と思われる．
- 本症を知ることで，高齢者での尋常性痤瘡との誤診を防ぐことができる．
- Favre et Racouchot 症候群は皮膚の光老化が原因となるため，紫外線が誘因となる日光角化症などをチェックするきっかけとなる．

ワンポイントメモ
- 尋常性痤瘡の好発年齢には程遠い男性高齢者の眼瞼周囲や頬部，前額部に黒色の開放性面皰が多発する．
- 整容的観点を除き，無治療でよい．実際，高齢患者が多いことから治療を希望しない患者が多い．

第3章 知っておくと鼻高々～知っていそうで知らない皮膚病

86 肛門仙骨部皮膚アミロイドーシス

医療法人社団 廣仁会 札幌皮膚科クリニック　**安部正敏**

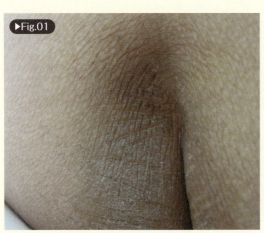
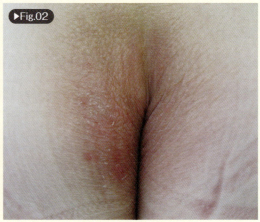

Fig.01：臀裂を中心として左右対称性の黒褐色調を呈する色素斑．表面にわずかに鱗屑を付す．
Fig.02：瘙痒を訴える例．皮疹は紅褐色調を呈し，表面に鱗屑を付す紅斑および色素斑からなる局面．

❗この疾患を思いつくために知っておくべき特徴

- 高齢者の肛門仙骨部にみられる黒褐色斑．
- 臀裂を中心に左右対称性に境界不明瞭な色素斑が存在し，時に鱗屑を伴う．
- 時に瘙痒を訴える．皮疹は紅褐色調を呈することがある．
- 皮疹発症部位の特殊性から，患者自らが自覚することは少なく，家族や介護者などから指摘されることが多い．

❗なぜ知っておくと「鼻高々」なのか

- 皮膚限局型のアミロイドーシスであり，全身性アミロイドーシスと異なるため，過剰な検査などが不要である．
- 本症状発症に機械的刺激が想定されており，患者に加齢による変化と説明することで安心させられる．
- 瘙痒を有する場合には副腎皮質ステロイド外用療法を行うが，難治であるため，密封療法などを選択すると患者に喜ばれる．
- 時に本症状は十分な洗浄をしていないためと誤解されている場合があり，決して不潔にしていたためではないことを説明することで患者に喜ばれる．

🖊 ワンポイントメモ

- 高齢者の臀裂を中心に左右対称性に存在する境界不明瞭な黒褐色斑である．
- 時に瘙痒を有し，その場合副腎皮質ステロイド外用薬などを用いるが，それ以外はとくに治療は不要である．

第3章 知っておくと鼻高々〜知っていそうで知らない皮膚病

26 Mondor病

医療法人社団 廣仁会 札幌皮膚科クリニック **安部正敏**

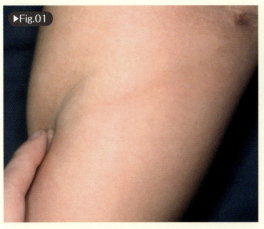
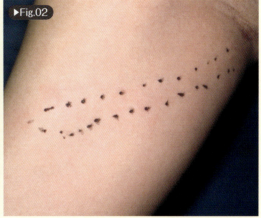

Fig.01：上腕に生じた皮下硬結．牽引痛があり，表面にわずかな淡紅色調の紅斑を伴う．
Fig.02：同症例の皮下硬結のトレース．皮疹は皮下に索状に存在する．
（はっとり皮膚科医院　服部友保先生のご厚志による）

❗この疾患を思いつくために知っておくべき特徴

- 胸壁や腹壁に生じる索状を呈する皮下硬結．長さは数cmであるが，長いものも存在する．
- 女性に好発し，牽引痛がある．
- 周囲の炎症や外傷（手術なども含む）や急激な運動が誘因となる．
- 男性では外陰部，とくに冠状溝や陰茎背に生じることもある．
- 本症の皮下硬結はかなり硬く触れるため，患者自身の判断で他科を受診する場合も多い．
- ただし，臨床所見から診断がつかない場合には病理組織学的に検討する．

❗なぜ知っておくと「鼻高々」なのか

- 本症を知らなければなかなか診断がつかないため，さまざまな診療科を受診する患者が多い．
- 特徴的な臨床症状から診断がつけば，多くは数カ月で自然消退するため，患者が安心する．
- 時に皮膚科以外の診療科を受診し，診断がつかないためドクターショッピングをくり返す患者がおり，一発で診断し疾患概要を説明すると喜ばれ，名医と思われる．
- 男性の外陰部，とくに冠状溝や陰茎に生じた場合，プライベートパーツのため一人で悩み，なかなか皮膚科を受診しない患者も多く，本症概要を説明することで安心させることができる．

🖊ワンポイントメモ

- 女性の胸壁や腹壁に生じる牽引痛を伴う索状の皮下硬結．長さは数cmのものが多い．
- 数カ月で自然消退するため，まずは経過観察でよい．

第3章 知っておくと鼻高々〜知っていそうで知らない皮膚病

88 リベド

医療法人社団 廣仁会 札幌皮膚科クリニック **安部正敏**

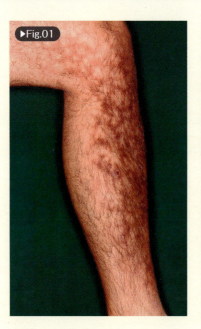
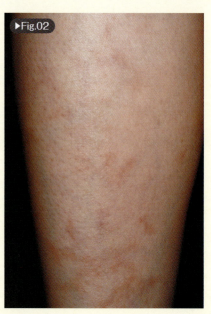

Fig.01：大理石様皮膚．網目状を呈する紅褐色調の紅斑および色素斑からなる局面．網工は閉じている．
Fig.02：分枝状皮斑．網目状を呈する紅褐色調の紅斑．網工は閉じていない．

❗この疾患を思いつくために知っておくべき特徴

- おもに下腿に好発する網目状を呈する紅斑および色素斑．
- 皮疹の網工が閉じている場合，大理石様皮膚と呼ぶ．紅斑で始まり次第に色素沈着となる．
- 皮疹の網工が閉じていない場合，分枝状皮斑と呼ぶ．紅斑はわずかに隆起し，軽度の硬結を触れることが多く，大理石様皮膚に比べて皮疹は比較的太い．
- 若い女性の下肢において，夏に増悪し，冬季に軽快するものをとくに livedo reticularis with summer ulceration と呼ぶ．

❗なぜ知っておくと「鼻高々」なのか

- リベドの分類を知っていれば，基礎疾患精査の有無を即座に判断可能である．
- 大理石様皮膚の多くは温熱刺激によるものであり，いわゆる"ひだこ"と呼ばれる．多くは経過観察でよい．
- 分枝状皮斑の場合，寒冷刺激のほか膠原病や血管炎，循環器障害，感染症などが原因となる場合があり，基礎疾患の精査が必要である．
- 治療は基礎疾患があればその治療が優先される．このほかプロスタグランジン製剤などが使用されるが，下肢の安静・挙上など生活習慣の改善も重要である．

📝ワンポイントメモ

- リベドをみた際，皮疹の網工が閉じていれば大理石様皮膚であり，まずは経過観察でよい．
- 皮疹の網工が閉じていなければ分枝状皮斑であり，基礎疾患の精査を行うべきである．

第3章 知っておくと鼻高々～知っていそうで知らない皮膚病

28 多形皮膚萎縮（ポイキロデルマ）

医療法人社団 廣仁会 札幌皮膚科クリニック　安部正敏

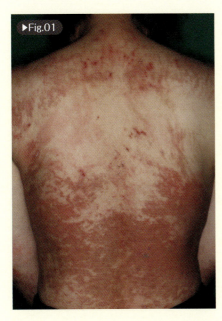
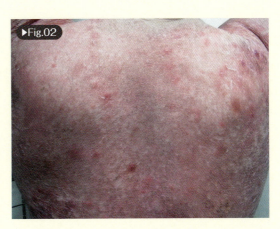

Fig.01：皮膚筋炎．紅斑，色素沈着，色素脱失など多彩な皮疹が混在する局面．
Fig.02：菌状息肉症．浸潤を触れる紅斑，色素脱失，膜様鱗屑など多彩な皮疹が混在する局面．

❗この疾患を思いつくために知っておくべき特徴

- 多彩な皮疹が混在する局面であり，一見すると"汚い"外観を呈する．
- 紅斑，紫斑，色素沈着，色素脱失，小丘疹，鱗屑，毛細血管拡張などがみられる．
- 時に皮膚は萎縮する．疾患というより，各種皮膚疾患が長期経過した末期状態と考える．
- 本症状がみられる疾患として皮膚筋炎が有名であるが，決して特異的な所見ではなく，本症状のみで皮膚筋炎の先入観をもつのは危険である．必ず"ヘリオトロープ疹"や"ゴットロン徴候"など皮膚筋炎でみられるほかの皮膚症状を観察する．

❗なぜ知っておくと「鼻高々」なのか

- ポイキロデルマは多数の疾患でみられるため，基礎疾患の精査をすみやかに開始できる．
- 本症状がみられる有名な疾患として皮膚筋炎が挙げられるが，皮膚筋炎を早期に診断することは，皮膚筋炎にみられる内臓悪性腫瘍や間質性肺炎などを発見できる可能性がある．
- 菌状息肉症でもみられる．本症状は皮膚T細胞性リンパ腫であり，腫瘍期に至るまでに適切な治療が開始できる．

🖊 ワンポイントメモ

- 紅斑，紫斑，色素沈着，色素脱失，小丘疹，鱗屑，毛細血管拡張など皮疹が混在する局面である．
- 本症状がみられる疾患として，皮膚筋炎が有名であるが特異的なものではないことに注意する．

第3章 知っておくと鼻高々～知っていそうで知らない皮膚病

88 肛囲溶連菌性皮膚炎

医療法人社団 廣仁会 札幌皮膚科クリニック　安部正敏

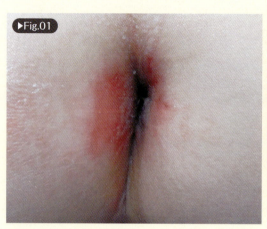
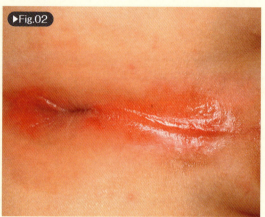

Fig.01：肛囲に鮮紅色調を呈する境界不明瞭な紅斑．一部にびらんがみられる．
Fig.02：肛囲に鮮紅色調を呈する境界不明瞭な表面が湿潤する紅斑がみられる．

この疾患を思いつくために知っておくべき特徴

- 肛囲や外陰部，四肢末端や口周囲に丘疹，小水疱，膿疱を伴う紅斑がみられる．
- 生後半年から学童期にみられ，比較的男児に多い．
- 時に皮疹は鱗屑を付し，びらんや出血を伴うことがある．また，排便後疼痛を訴えることもある．
- 初期には瘙痒を訴えることがある．また，搔破による小外傷に続発することもある．
- 体部の伝染性膿痂疹の外陰部の包皮亀頭炎や外陰腟炎を合併することがある．

なぜ知っておくと「鼻高々」なのか

- 本症を知らなければ，オムツかぶれなど湿疹皮膚炎群と誤診してしまう．
- 時に両親が，カンジダなどの皮膚表在性真菌症と自己判断し，市販の抗真菌薬などを外用することで，結果症状を悪化させ受診する場合がある．正しい診断と治療をすることで患児，両親などから信頼を得ることが可能である．
- 本症を疑った場合，迅速診断キットなどを用いることで，誤診を防ぐことができる．
- ペニシリン系もしくはセフェム系の抗生物質の内服とともに，外用療法やスキンケアなど適切な治療とケアの指導が可能となる．

ワンポイントメモ

- 生後半年から学童期の男児に好発する．肛囲や外陰部の丘疹，小水疱，膿疱を伴う紅斑である．
- 治療は伝染性膿痂疹に準じ，抗菌薬内服や外用療法とともに，適切なスキンケア指導も重要である．

第3章 知っておくと鼻高々～知っていそうで知らない皮膚病

38 コリン作動性蕁麻疹

医療法人社団 廣仁会 札幌皮膚科クリニック　**安部正敏**

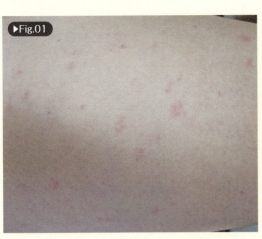
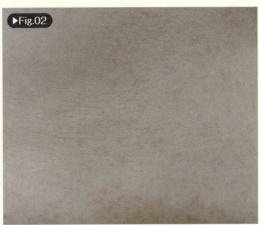

Fig.01：小型の紅暈を有する膨疹が多発．瘙痒を伴う．
Fig.02：発汗により生じた小型の膨疹．本症例は脱感作療法で軽快した．

この疾患を思いつくために知っておくべき特徴

- 小型の紅色調を呈する膨疹で周囲に紅暈を有する．瘙痒があり，発汗をみることが多い．
- 精神的緊張や運動，温熱刺激などがきっかけとなる．とくに夕方に生じることが多い．
- 手掌足底にはみられない．また皮疹が生じた際にピリピリした感覚を訴えることも多い．
- 大脳皮質安静時，つまり夜間睡眠中に皮疹が生じることはない．
- すべての蕁麻疹患者の約5％程度を占め，決してまれな疾患ではない．

なぜ知っておくと「鼻高々」なのか

- 本症を知らなければ，小型の膨疹であるため蕁麻疹の診断に至らないことが多い．
- 温熱刺激や疲労，精神的緊張などにより生じるため，生活習慣の指導を行うことで発症を軽減させることができる．
- 発汗が原因である場合，減感作療法などで治癒に導くことができる可能性がある．
- 患者に対し，単なる蕁麻疹という説明ではなく，機序を詳細に説明することで，治療意欲の向上とともに，生活習慣の工夫による症状の軽減を図ることが可能となる．

ワンポイントメモ

- 小型で周囲に紅暈を有する膨疹を見逃さない．瘙痒とともに発汗は診断の助けとなる．
- 抗ヒスタミン薬などが治療の中心となるが，あわせて生活習慣改善の指導も重要である．

皮膚科 フォト クリニック シリーズ

他科医から訊かれる
この皮膚病はなに?

INDEX

INDEX

和文索引

あ
- 足白癬 … 52

い
- 異汗性湿疹 … 54
- 陰部軟属腫 … 101

え
- 円形脱毛症 … 72
- 炎症後色素沈着 … 68

お
- 太田母斑 … 69

か
- 外陰部被角血管腫 … 110
- 外傷性表皮嚢腫 … 86
- 疥癬 … 107
- 化膿性肉芽腫 … 111
- 汗管腫 … 41
- ガングリオン … 25
- 眼瞼黄色腫 … 17
- 肝斑 … 65
- 汗疱状湿疹 … 54
- 顔面播種状粟粒性狼瘡 … 41
- 顔面毛包性紅斑黒皮症 … 98

き
- 基底細胞癌 … 29
- 丘疹紅皮症 … 100
- 菌糸 … 53

く
- 口粘膜粘液嚢腫 … 21
- 黒ニキビ … 36
- グロムス腫瘍 … 51

け
- 鶏眼 … 83
- ケジラミ症 … 106

こ
- 肛囲溶連菌性皮膚炎 … 118
- 好酸球性膿疱性毛包炎 … 40
- 甲状腺疾患 … 76
- 紅色陰癬 … 55
- 光線角化症 … 27
- 後天性真皮メラノサイトーシス … 66
- 項部菱形皮膚 … 99
- 肛門仙骨部皮膚アミロイドーシス … 114
- 黒色表皮腫 … 96
- コリン作動性蕁麻疹 … 119
- コレステリン塞栓症 … 103

さ
- サドルダコ … 85

し
- 色素性痒疹 … 97
- 自己免疫性甲状腺疾患 … 78
- 指趾粘液嚢腫 … 21
- 思春期後ニキビ … 38
- 紫斑 … 43
- 脂肪腫 … 26
- 雀卵斑 … 68
- 集簇性ニキビ … 39
- 酒皶 … 39
- 酒皶様皮膚炎 … 40
- 掌蹠角化症 … 56
- 掌蹠膿疱症 … 54
- 褥瘡 … 84
- 脂漏性角化症 … 14
- 白なまず … 76
- 白ニキビ … 36
- 真珠様陰茎小丘疹 … 93
- 尋常性乾癬 … 55
- 尋常性白斑 … 76
- 新生児ニキビ … 37

INDEX

す
水痘	63
水疱	58
水疱性類天疱瘡	61
スキンタッグ	20
ステロイド紫斑	45
ステロイド酒皶	40
ステロイドニキビ	38

せ
青色母斑	50
接触皮膚炎	56
尖圭コンジローマ	33
線状皮膚萎縮症	108
先天性三角形脱毛症	75

そ
爪甲鉤弯症	112
足底疣贅	86
そばかす	68

た
ダーモスコピー	48, 73
大理石様皮斑	95
多形皮膚萎縮	117
脱色素性母斑	78
男性型脱毛症	74

ち
チャドクガ皮膚炎	104
直接鏡検	53

て
手足口病	57, 62
伝染性軟属腫	31

と
糖尿病性水疱	62
頭部乳頭状皮膚炎	91
特発性色素性紫斑	44
トリコスコピー	73
トリコチロマニア	74

な
ナックルパッド	85
軟性線維腫	23

に
日光角化症	27
乳房外パジェット病	30

ね
熱傷	58

は
稗粒腫	19, 41
白癬	52

ひ
皮膚伸展線条	108
皮膚線維腫	24
表皮囊腫	15

ふ
フォアダイス状態	94
副乳	92
ブラックヒール	51
分節胞子	53
粉瘤	15

へ
胼胝	83
扁平母斑	69
扁平疣贅	32

ほ
ポイキロデルマ	117
放射線皮膚障害	102
ボーエン病	28
ホクロ	47

INDEX

ま
マダニ刺症 ………………… 105

み
みずいぼ …………………… 31

め
メラノサイト ……………… 76
面皰 ………………………… 37

も
毛孔性苔癬 ………………… 98
毛細血管拡張性肉芽腫 …… 111

ゆ
指関節瘤 …………………… 85

り
リベド ……………………… 116

ろ
老人性いぼ ………………… 14
老人性血管腫 ……………… 16
老人性色素斑 ……………… 66
老人性脂腺増殖症 …… 18，22，41
老人性紫斑 ………………… 43
老人性面皰 …………… 41，113
ロドデノール ……………… 76

欧文索引

Coccygeal pad ……………… 85，90
IgA 血管炎 ………………… 43
IVR（interventional radiology）… 102
Knuckle pad ………………… 85
Mondor 病 ………………… 115
Pitted keratolysis ………… 57
Sutton 母斑 ………………… 109
Traumatic epithelial cyst … 86

皮膚科 フォトクリニックシリーズ
他科医から訊かれる
この皮膚病はなに?

皮膚科 フォト クリニック シリーズ
他科医から訊かれる この皮膚病はなに?

定価　本体10,000円(税別)

2018年6月8日　初版第1刷発行ⓒ

編集者　宮地良樹
発行者　松岡光明
発行所　株式会社メディカルレビュー社

〒113-0034　東京都文京区湯島3-19-11　湯島ファーストビル
　　　　　　電話/03-3835-3041(代)
　　編集部　電話/03-3835-3043　FAX/03-3835-3040
　　　　　　✉editor-3@m-review.co.jp
　　販売部　電話/03-3835-3049　FAX/03-3835-3075
　　　　　　✉sale@m-review.co.jp
〒541-0046　大阪市中央区平野町3-2-8　淀屋橋MIビル
　　　　　　電話/06-6223-1468(代)　FAX/06-6223-1245
　　　　　　http://www.m-review.co.jp

印刷・製本／広研印刷株式会社
用紙／株式会社彌生洋紙店
本書に掲載された著作物の複写・複製・転載・翻訳・データベースへの取り込みおよび送信(送信可能化権を含む)・上映・譲渡に関する許諾権は,(株)メディカルレビュー社が保有しています.
JCOPY＜(社)出版者著作権管理機構 委託出版物＞
本書の無断複写は著作権法上での例外を除き禁じられています.複写される場合は,そのつど事前に,(社)出版者著作権管理機構(電話　03-3513-6969,FAX 03-3513-6979,e-mail:info@jcopy.or.jp)の許諾を得てください.
乱丁・落丁の際はお取り替えいたします.

ISBN 978-4-7792-2097-5　C3047